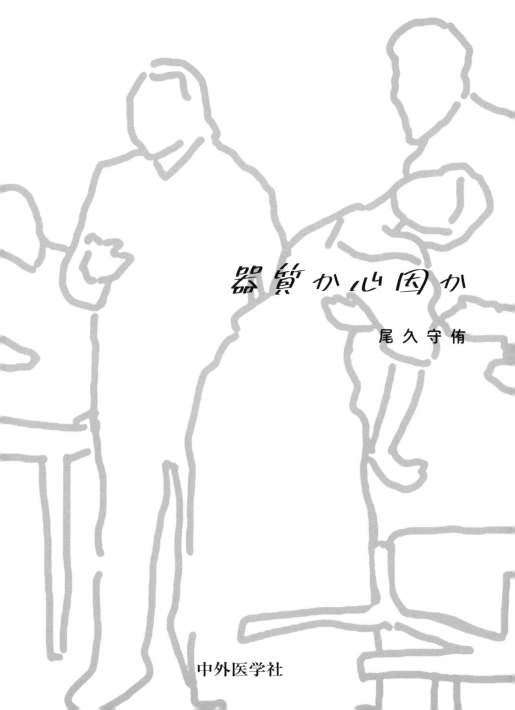

器質か心因か

尾久守侑

中外医学社

はしがき

「器質か心因か」という言葉はやや精神医学的な物言いなので、身体医学を専門とされる先生方からすればあまりピンとこない言い回しかもしれないが、極端なことを言えば「身体の病気か、そうでないか」という意味である。例えば内科の初診外来で先にトリアージをしにいった看護師から「たぶんそっち系です」とか「なんか大丈夫そうですよ」と申し送りを受けるとき、我々は「ああ、この看護師は、患者に身体の病気はないだろうと言っているのだな」とその意味を理解する。身体症状はあるけど身体の病気がなさそうなとき、現在の身体医学という診療の枠組みでは「身体疾患ではない→心理的なものが原因（心因）→精神科マター」と考えるのが一般的である。つまり「非器質＝心因」という図式がほぼ無意識に脳内で構築されていると言ってよいだろう。

「器質か心因か」を見分けることは、臨床では必須の技

一応僕も内科外来を継続してやっているので、これは精神科医が憶測に基づいて書いた仮想の内科外来でのやりとりではなく、現実に起こっている体験に基づいている。

もちろんその意味を理解することと、実際にそう医師が判断を下すことは別の次元の話である。

なんとなくこう書くと「いや、そこまでは言ってないよ」と身体医学の側からつっこみを入れたくなるが、でもやっぱり普段の診療を思い返せばそうではないだろうか。

2

術であると思われる。本当は脳腫瘍なのにヒステリーと誤診したり、副腎不全なのに不定愁訴と誤診したりすることがまずいと思わない医師はいないわけで、この「器質を見逃してはいけない」「なんか変だ」という感覚は、診療を続けていくなかでそれぞれの医師のうちで不可避に涵養されていく能力である。

　さて、ここまで書くと、この本は「器質か心因か」を見分ける技術や診察技法などについて書いた本なのだろうなと察しのついた読者が、「これは重要な本だ」と思ってここで読むのをやめてレジに持っていってくれたり、「よくある話じゃないか」と思って本を閉じて書店を後にしてしまったりする可能性があるが、そうではないのである。

> でもとりあえずレジには持っていってほしい。

　本書で僕が述べたいのは、「器質か心因か」、もっと言えば、「器質か、そうでないか」を二元論的にどちらかに決めないといけないと考えるのが適切でない場合があるということと、「器質を除外し、なにもなければ心因と"見なして"様子を見る」という無意識のストラテジーを自動選択することで、別の重要な視点を見逃している可能性があるということである。

　総合病院の内科外来で1日朝から晩まで内科の初診外来をしていると「器質か心因か」という問いがだいたい18回くらいは脳内に去来する。ここ数年はトリアージし

た看護師が、ちょっとどっちかなという患者さんを選択的に僕の外来に振ってくれるようになったのでやや回数が多い可能性があるが、そうでなくても

と言うか、18回とかいうのも適当である。

まあ1日1回は程度の差こそあれ「どっちかな」という患者に誰もが出会うだろう。なにが言いたいのかというと「器質か心因か」を巡る状況というのは、非常にcommonな診療場面だということである。しかし、その割にはこの場面で患者を「どう診るか」ということについてはあまり注意が払われてこなかったように思う。おそらくそれは、この領域が身体医学と精神医学の中間地点にあり、どちらかのものの見方だけを使うと不十分な見立てになるということに起因すると考えている。学問が分断されていても、患者は分断できない。「身体症状があり、身体医学を専門とする外来にやってきて、身体医学の診断論で身体疾患のrule outを要するけど、最終的には精神医学の治療論が必要」という、学問的にねじれた構造をもつ診療では、それぞれの学問という高みから症状を見下ろすのではなく、現場で患者と出会ったその瞬間から順方向性に適切な診療を組み立てていくための方法論が必要なのである。

ゆえに本書は「器質か心因か」を見分ける本ではない。「器質か心因か」を巡る臨床場面で、どのように患者を見立て、治療に繋げていくか

器質を見抜く方法論については、拙著『精神症状から身体疾患を見抜く』（金芳堂；2020）を参照されたい。

4

を、現場でのごく浅い臨床経験から帰納的に著述してみた本である。最新の科学論文も登場しないし、かっこいい診断推論用語も登場しない本書は、なにをしても「それってエビデンスはあるんですか？」などと言われてしまう今の医療現場では医学書と認めてもらえないかもしれない。じゃあ一体この本はなんなのかと考えてみて、「医師向けの一般書」かなという結論に至った。もちろん、できうる限りコメディカルの方にも読めるよう配慮したつもりではある。もってまわった文章と膨大な註はややウザいかもしれないが読み物としての色とお考えいただきご海容願いたい。では、早速始めようか。

> あまりよく知らないがピボットなんとかみたいなやつ。

2020 年 10 月 1 日

尾久守侑

目次

第 1 章

器質か心因か

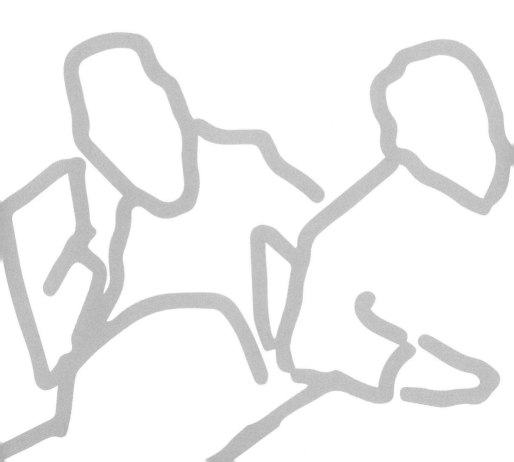

器質か心因か

　ある身体症状が、「器質」なのか「心因」なのか、つまり実際に身体や脳の病気の症状なのか、それとも心の葛藤が身体症状として出現したものなのかという判断はときに容易ではない。容易ではないが、現実にはその判断をせねばならず、皆その判断をごく自然に行っている。

　内科外来、あるいは救急外来でもいいのだが、診療場面での自分の思考の流れを思い出してみたい。我々は、患者を目にしたとき、まず性別や年齢などのプロフィールを把握し、その訴えを聞く。これが最初のステップである。そして訴えをもとに、観察し、身体診察を行う。さらに、そこまでの情報をもとに、検査を行う。イレギュラーな場面は別として、普通はこのような順序で患者を評価していくことになると思う。

　30歳の男性。昨日から鼻汁、咽頭痛、咳嗽があるという。特別な既往はない。普通のサラリーマンと思しき格好をしており、それほど弱っているようにも見えない。咽頭

JCOPY 498-22926

を診察すると確かに赤く、頸部リンパ節も軽度腫脹している。典型的な急性上気道炎と考え、検査は不要と判断し、対症療法薬を処方し帰宅とした。

　例として挙げるまでもなかったかもしれないが、この患者について、自分の思考を追ってみたい。まず、既往のない30歳の男性という時点で、考える病気の範囲がそれなりに決まってくる。さらに鼻汁、咽頭痛、咳嗽と上気道症状が揃っており、この時点でまあ急性上気道炎だろうと考える。特別ひどい症状はどれか、ということくらいは聞くかもしれない。一応診察をしておくか、ということで咽頭を診たり、首を触ったり聴診をしたりしてみる。それで特に矛盾がないので急性上気道炎と考えるわけである。では、次の3例はどうだろうか。

　①30歳の女性。10代のころから自殺未遂を繰り返し精神科クリニック通院中。朝起きたときから声が出ず、両下肢も動かないとのことで救急搬送されてきた。診察しようとすると声が出て、口汚く医師を罵倒する。できる範囲で行った神経診察で異常所見はなく、なんとか撮影した頭部CTは異常なし。

　②30歳の女性。10代のころから自殺未遂を繰り返し精神科クリニック通院中。SLEで総合病院のリウマチ科

に通院中。朝起きたときから左上下肢が動かないとのことで救急搬送されてきた。診察しようとすると口汚く医師を罵倒する。できる範囲で行った神経診察で異常所見はなく、頭部CTは異常なし。

③30歳の女性。10代のころから自殺未遂を繰り返し精神科クリニック通院中。SLEで総合病院のリウマチ科に通院中。朝起きたときから両下肢が動かないとのことで救急搬送されてきた。診察しようとすると口汚く医師を罵倒する。できる範囲で行った神経診察で異常所見はなく、頭部CTは異常なし。

まず①から考えよう。「自殺未遂を繰り返し精神科クリニック通院中」の30代女性が救急搬送という情報の時点で、どれだけバイアスをなくそうと試みても、少なくとも僕はリストカット？　過量服薬？　と次にくる言葉を予想してしまう。次に「失声、両下肢麻痺」という情報がきた時点で、心因性の運動麻痺だろうな、と考えてしまう。診察にも全然協力的じゃないし、家族の希望で一応撮った頭部CTも正常だし、そもそも頭だったら片麻痺だろうし、かといって便も尿もしているみたいだし脊髄緊急症でもないだろう。その場にいないのでわからないが、最終的にはこの人を僕は帰宅させる気がする。

> この予想に従ってどんどん診療を進めてはならないが、そういう言葉が続くのではないかと無意識に脳が計算してしまうのを止めることはできない。

12

次に②はどうか。「自殺未遂を繰り返し精神科クリニック通院中」の30代女性が救急搬送という情報に加えて、SLEがあるという。これだけでこちらの心境は大きく変わる。まず思うのはNPSLE（ループス精神病）の可能性はないだろうかということだ。そして次に左片麻痺という情報があり、いよいよもって脳卒中なのではないかと思う。多少罵倒されようがBabinski反射などを確認するだろう。頭部CTで異常がないのは発症直後ならありうる話で、はっきりとした神経学的な異常が診察で掴めなくてもMRIまで撮像しようと思うかもしれない。

> ただ実際にSLEの若年女性でどれくらいこういった状況で脳梗塞をきたしやすいかということについては正確な経験と知識を持ち合わせていない。あくまで、現状の知識と経験量でこの場に居合わせたらという話である。

　難しいのは③である。「自殺未遂を繰り返し精神科クリニック通院中」で「SLE」の30代女性が救急搬送。でも両下肢麻痺だという。ここで家族から「嫌なことがあるとしょっちゅうこうなる」という証言でもあれば帰宅させるかもしれないが、そうでなければ脊髄の血管がどうにかなってしまったのではないかと僕なら心配になる。神経学的な異常がはっきりしないから、Hoover徴候などを確認しようとまず思うかもしれない。

> ひどい選り好みでもしない限り（いやしたとしても）、「初診」という場には必ず自分の専門分野・得意分野以外の病気や症状が混ざってくる。そういった「周縁領域」は誰にでも存在しており、知識があやふやだったり、自信をもって診療できなかったりする領域に、普段どう対応しているか自覚的である必要があると思う。

　さて、3例示したここで思ったのは、「情報・訴え」「観

察・身体診察」「検査」の3段階でそれぞれ、病気らしいか（器質か）、そうでないか（心因か）、ということを考えているなということである。

①はどの段階も心因反応としての運動麻痺に矛盾なく、帰宅させるという判断に繋がっている。

②は、「情報・訴え」の段階では、器質（脳梗塞）の可能性があると考えている。「観察・身体診察」は方針の決定に寄与していない。「検査」の頭部CTも当てにしておらず、総合的に器質を疑って頭部MRIを撮像するという判断をしている。

③は、「情報・訴え」の段階では、器質と心因どちらもありえると思っている。最初の時点での「観察・身体診察」「検査」はやはり方針の決定に寄与しておらず、かと言って脊髄の血管の病気についてあまり詳しくないので、無意識に「しょっちゅうこうなる」という証言がないか「情報・訴え」の段階における心因の確からしさを高めようと、さらなる情報をとりに行っている。さらに、「観察・身体診察」における心因の証拠を掴もうとHoover徴候を確かめることを思い浮かべている。仮に脊髄梗塞などを疑ったとしても、次にどんな検査をすべきかもよくわからないし「こんなことあるわけないだろ、なにヒステリーにこんな細かい検査してるんだよ」と脊髄の専門

臨床においては、どれだけ「診断推論」などといったものをよく勉強していたとしても、年次・専門性への意識、その日の体調、あるいはその病院におけるある診療科がどのような性格か（例えば全部検査してからコンサルトしないと不愉快そうな態度を露骨に見せるなど）といった、診療場面をとりまく「構造」に、decision makingが大きく左右される。こういったことに常に意識的でありたい。

JCOPY 498-22926

医にバカにされるのではないか、という不安も一瞬よぎった。

　この思考過程をさらに俯瞰してみると、僕はこの患者を「器質」か「心因」かのどちらかに決めようとしているなということに気づく。当たり前のことのように思えるが、「器質」と「心因」は相容れないものなのだろうか。

　ここで一つクリアにしておかなければならないことがある。それは、「器質」と「心因」という言葉がなにを指し示しているのかということである。「器質」といった場合、器質因、つまり脳梗塞だとか、神経変性疾患だとか、あるいは内分泌疾患や膠原病といった身体疾患が症状の原因となっていることを指し示し、「心因」といった場合、（雑に言えば）心理的な葛藤をかきたてるような出来事が症状の原因となっていることを指し示す。つまり、原因の話をしている。

　一方で、「器質」か「心因」かを判断する根拠は、症状が「器質」に特異的な**症状**なのか、「心因」に特異的な**症状**なのかという点である。例えば失語症や顔面神経麻痺は一般には器質を示唆する症状であるし、Babinski 反射陽性は器質を示唆する所見である。こういった**器質を示唆する症状**があるということから、原因は「**器質**」だろうと判断

するわけである。同様に、失立失歩＋失声や「腰を突き出しながら目をつぶって嫌々をするように頭を振る」けいれん発作は、一般には心因を示唆する症状であるし、Hoover 徴候や arm drop test 陽性は心因を示唆する所見である。こういった**心因を示唆する症状**があるから、**原因は「心因」**だろうと判断するわけである。

　つまり、以下のような図式が成り立つわけである。

> 器質を示唆する症状 → 器質性疾患（身体疾患）が原因
> 心因を示唆する症状 → 心理的な問題が原因

　ここで考えたいのは、この矢印がねじれている場合である。つまり、

> 器質を示唆する症状 → 心理的な問題が原因
> 心因を示唆する症状 → 器質性疾患（身体疾患）が原因

という場合である。

　それぞれについて以下で考えたい。

器質を示唆する症状を呈すが、心理的な問題が原因のとき

　例えば心理的な問題で意識障害が起こることがある。心因性もうろう状態などである。そんな特殊な例を考えずと

16

も、心理的な問題で動悸発作が出現するし、腹痛も出現しうる。運動麻痺だって出現する。例を挙げればキリがない。この場合、（それがなにかを特定できるかは別として）原因が心理的な問題であることが見逃されることは普通ない。このパターンにおいて、身体医学の現場でたどられる思考過程は、冒頭で説明した通りである。すなわち、「情報・訴え」「観察・身体診察」「検査」のそれぞれについて、「病気（器質）」か「病気じゃない（心因）」かを判断し、病気である合理的な説明がつかないときに「病気じゃない」→「原因は心理的な問題である」と判断する。

心因を示唆する症状を呈すが、身体疾患が原因のとき

　そんなことはありえない、と思った人のためにこの本は存在している。すなわち、arm drop test が陽性だったり、Hoover 徴候が陽性だったり、失立失歩＋失声や、心因性非てんかん発作（PNES）といった**心因の「証拠」と考えられてきた症状（心因反応）を呈せば、原因は100%心的な問題なのではないかと考えるのが普通である**。しかし、**事実は必ずしもそうではない**。特に、内科外来や救急外来というセッティングで目にする心因反応を考える際は、これから示す2つの「ものの見方」を常に踏まえておかね

ばならないだろう。

1. 心理的加重 (psychogenic overlay)

脳器質因があると、心因反応がより起こりやすくなる。この現象を心理的加重 (psychogenic overlay) という。これは必ずしもそのメカニズムが科学的に証明されたことではないだろうが、臨床医であれば直感的には理解できる事柄である。この臨床的事実を記した最初の文献を見つけることはできなかったが、1954 年に Mayer-Gross が編纂した教科書『CLINICAL PSYCHIATRY』ではすでにこの現象についての記述がある。歴史はともあれ、この現象がどう臨床と関係するかが重要である。

> 精神的加重、神経症的加重、psychic overlay などいろいろな呼び方がある。

例えば激しい不安を伴う誘因のない動悸発作を初めて呈し内科外来に来院した 60 歳の男性が、検査の結果、洞性頻脈以外の異常が見つからなかったとしよう。そうすると普通は心因反応だろうと判断し、「パニック発作？」とカルテに書いて帰宅、ということになるが、認知機能も正常で、これまで普通に過ごしてきた 60 歳が初めて動悸発作で来院したのであれば、まずは、この本の趣旨とは異なるが、褐色細胞腫とか側頭葉てんかんといった動悸を起こしうる器質疾患を除外する。次に、心因反応だったとして、心理的加重を起こすような脳器質因がないかを調べる。こ

JCOPY 498-22926

こで重要なのは、横断像だけでなく縦断像を見ることである。横断像だけで見れば紛れもない不安発作だとしても、縦断的に見て違和感があれば心理的加重を起こす脳器質因を除外にかかるという判断をしなければならない。

　救急外来や内科外来というセッティングにおいては、心因反応を見たときは、まず心理的加重により出現した反応ではないかということを考えるべきである。「心因反応をみたら、心因を探さずに器質因を探せ」と言い換えてもよい。これはわかりやすいクリニカルパールだが、後でもう少し踏み込んで述べたいと思う。

　たいていの人間には心因がある。例えが不適切だが、今自分がなんらかの心因反応を示した場合、「仕事が忙しかったのだろう」「学位研究のことで悩んでいたのだろう」などと周囲が適当な理由をつけることは容易に予想される。しかし、もともと比較的適応的に暮らしていた人間が、いきなり心因反応、それも例えば運動麻痺やけいれん発作などをきたした場合は、「心因に比して反応が大きすぎるのではないか」というバランスの不均衡について思いを巡らせるべきだろう。

　心理的加重の仕組みについては、頭部外傷や脳卒中など、いわゆる頭蓋内病変に付随して大脳皮質の機能が低下し、

横断像というのは現在呈している状態、つまり今という時間tで切断したその患者の断面・スナップショットのことをいう。縦断像というのは、現在の状態を含む、これまでのその人のヒストリーが引きの構図でどう見えるかをいう。これまでの経過に対して、今の状態が浮いている場合、「縦断的に違和感がある」という言い方をする。

ここで、一部の医師は、そんなことをしなくても本物の病気であれば見逃していないし、不安発作の人のなかにそんな人は紛れていない、と主張するかもしれない。なので言葉を換えてみたいのだが、経験を積んだ臨床医は、こういった思考プロセスを無意識に行っているのだと思う。でも、過呼吸と間違えられたSAHの話などをたまに耳にするように、不安発作のなかに実際に頭蓋内病変がある人はいるわけで、そこを熟達した臨床医の勘ではなく、ある程度論理をもって誰でもできるようにしていく試みをしてみたい。

ティアニー先生が言っていてもおかしくない。

心因反応が起こりやすくなるのではないかという推測をすぐに思いつく。これはいかにももっともらしいが、我々はときに、頭蓋内に病変がない場合、つまり、純粋な身体疾患においてもこの心理的加重と思える反応を目にすることがある。この場合は、以下の「ものの見方」を用いたほうが理解しやすいかもしれない。

2. 健康な精神機能の減弱

　身体疾患があるとき、その身体疾患が中枢神経を直接侵すかどうかに関係なく、個体は心因反応を示すことがある。これではわかりにくいので例を挙げよう。風邪をひいてしんどい状況にある、あるお父さんがいるとしよう。そうすると、普段は耐えられるような子どもの泣き声や、妻が子どもを叱責する声などを、いつも以上に不愉快に感じ、「うるさいっ」などと怒鳴ってしまうことがあるかもしれない。

　これは自分の身に当てはめてみれば理解しやすいと思うが、このお父さんは**「風邪」という身体への負荷によって、ある状況に適応する能力が減退してしまっている**。「身体への負荷があると不適応を起こしやすくなる」ことの一例である。このような当たり前のことに臨床研究はなされないので、科学的なエビデンスを求め

これに類することは、過去の臨床諸家も述べており、通過症候群を提唱したWieckは、中枢性の基礎機能の低下により、心的・精神的機能の減衰が起こる機能精神病という概念を提唱している。精神分析で言えば「退行」に相当する現象かもしれない。まあ当たり前といえば当たり前の現象なのだが、こういった「ものの見方」は最近の臨床医学の教育からは完全に抜け落ちているといっていいだろう。身体医学には必須の視点だと思うが、内科医がこういったことを教わる機会はなく、驚くべきことに精神科においてもある一定の学年以下の医師はこういう視点を教わっていないと思う。個人的に習うことはあるかもしれないが、少なくともこの知識の理解が専門医取得の要件にはなっていない。

JCOPY 498-22926

られても困るしかないが、こういった「一般論」に疑義を挟む人はいないと思う。

　身体への負荷が、中枢神経を侵さない風邪や、疲労程度の場合は、その反応も、せいぜい「怒りっぽくなる」「泣きやすくなる」といった情動の変化にとどまることが多い。しかし、実際に中枢神経を侵すような身体負荷がかかった場合は、この反応もより大きくなることが経験的に予想される。中枢神経を侵しうる身体への負荷として、薬剤と身体疾患（症状性精神病）について考えてみたい。

　まず薬剤として代表的なものはアルコールである。「アルコールの精神症状」という観点から見れば、アルコール摂取により「気分の高揚や易刺激性の亢進といった**精神症状が出現する**」と言うことができる。一方で、アルコールの中枢抑制作用により抑制が外れ、不適応を起こしやすくなり、普段なら我慢できることにイライラしたり、ちょっとしたことで泣いたりするようになるなど「**普段の性格傾向が増幅する**」と考えることもできる。これはほとんど同じ現象を別の角度から言っているにすぎないが、前者が**病的な症状の出現**という捉え方をしているのに対し、後者は**正常心理の延長線上**にこの現象を捉えている。一方で、より酩酊が進み、アルコールの脳への作用が著しくなれば、酒量が少ない間は笑い上戸になる程度だった人が渋谷の交差点で大声で歌を歌って服を脱いだり、ちょっと怒りっぽ

くなって上司の愚痴をいう程度だった人が罵声を浴びせな
がら路上の外車を蹴るなどの行為に及ぶことがある。もち
ろん正常心理の延長線上にこの行為を捉えることはできる
のだろうが、病的な精神症状という側面の方が目立つよう
になったと言えるだろう。

　次に身体疾患について考えてみたい。例えばマイコプラ
ズマ肺炎の患者がいたとしよう。マイコプラズマ肺炎を始
めとする非定型肺炎では、肺外症状として精神神経症状を
きたすことが知られている。仮に、このマイコプラズマ肺
炎の患者が「病気になって会社を数日休まないといけなく
なった」という理由で泣き続けているとき、この「泣き続
けている」という患者の状態を、「肺炎の精神神経症状で
泣いている」と捉えることもできるし、「肺炎により不適
応を起こしやすくなり普段は泣かないような状況なのに泣
いている」と正常心理の延長線上に捉えることもできる。
しかし、この患者がせん妄状態になり、興奮したり、ケア
をしようとやってきた看護師に「助けてー！　殺さないで
ー！」などと叫ぶようになった場合、病的な精神症状とい
う要素がより大きくなり、正常心理の延長で捉えられる要
素というのはかなり少なくなると言えるだろう。

　ここで述べたいのは、身体への負荷（薬剤・身体疾患）
が引き金になって、なんらかの精神的な反応を示している
とき、この反応は、「病的な精神症状」という側面と、「正

JCOPY 498-22926

常心理の延長」という側面の両面から捉えることができる。

そして（おそらくは）この身体因がどれくらい中枢神経に影響を及ぼしているかに比例して、この「二つの側面のどちらに寄っているか」という見え方はグラデーションを伴って変化する。

> 本書のタイトルは『器質か心因か』であるが、器質というと脳の障害のみをイメージする人もいるため、本書では器質因のことを身体因と呼びたい。

　ここまで話せばわかると思うが、目の前の症状が「器質」か「心因」かどちらかを決めないといけないと考えるような「一般的な」診療プロセスは適切な患者理解に繋がっていない。器質の証明が心因ではないことの証左になってはいけないし、心因の証明が器質ではないことの証左になってはいけない。

> さらっと述べたが、7回くらい読んでほしい。本当にこれはあらゆる現場で無視されている事実だと思うのだ。

　心理的加重という現象を用いることで、我々は内科外来や救急外来に心因反応を呈してやってくる患者に隠れた脳器質疾患を見つけることができるし、精神症状のある患者のなかにある、正常心理の延長として捉えられる側面に働きかけることで、我々は患者とよりスムーズな治療関係を結ぶことができるかもしれない。

　この章の最後に一つだけ。さっきから当たり前のように使っている「心因反応」という単語だが、厳密にはこの言葉がなにを指しているかということを説明しなければならない。「心因反応」や「神経症」、そして「不定

> これだけは身体医学の言葉だと思う。

愁訴」「ヒステリー」「神経衰弱」「転換性障害」「身体表現性障害」「身体化障害」「身体症状症」などといった言葉は、それぞれ精神医学の歴史のなかに定位される概念であり、まともな本であればシャルコーの話から延々と疾患概念の変遷や、どう症状発生のメカニズムが考えられてきたか、という歴史の話がなされるのだが、本書における「心因反応」は、「心理的なもので出現しうる症状」とざっくり考えてほしい。なぜならば言葉をはっきり定めようとすると、こぼれ落ちてしまう概念が出現するからである。精神分裂病は統合失調症にしか名前を変えていないし、痴呆は認知症にしか名前を変えていないが、この神経症クラスタだけは分類・名前が、あらゆるものの見方から定義されてしょっちゅう変化している。定義を決めることは学問としては重要なことだが、本書ではその手のツッコミはひとまず棚上げにしていただいて、現実の身体医学の現場で考えやすい言葉で述べていきたいと思っている。

すべての心因反応と呼ばれているものは脳の異常であるという考え方はあるが、「心理的なきっかけで出現するある一定パターンの症状」「幼いころからの葛藤が賦活される場面になると出現するある一定パターンの症状」というものは実際には存在し、こういう症状は脳の器質的な異常だけでは出現えないと思う。

とても当たり前なのだが、現実世界で起こる事象はすべて、一つの切り口からだけでそのすべてを論じることはできない。名前をつける、もっと言えば診断をつける、という行為はその名前・診断に居着き、それ以上そのことについて思考できなくなるというマイナスの側面をもつことを常に痛感している。

だからわざわざここで「身体症状症」と書いても、15年後には絶対違う名前がDSM-6かなにかで定義されている。

　さて、次の章では、ある症状が「心因反応」だと判断される状況について考えたい。現時点では、「心因反応と判断すること」と、「その原因が心因であること」は、多く

JCOPY 498-22926

の読者のなかで2ステップの思考にはなっておらず、心因反応だと思った瞬間に抜針帰宅という1ステップの判断になっている可能性がある。我々は患者の身体症状が心因反応だとわかりかけるその瞬間に「鬼の首をとったような」精神の動きが出現することがしばしばあり、この出現する瞬間をとらえる試みをしてみたい。

> 急にものすごい現場用語が出てきたが、馴染みのない人がいると困るので念のため説明すると「今投与している点滴を中止し（あるいは点滴が終わったら）、点滴針を血管から抜いて、患者さんを帰宅させてください。診察は終了です」という意味である。「終抜帰宅」などということもある。

第 2 章

鬼の首をとった気になる前に

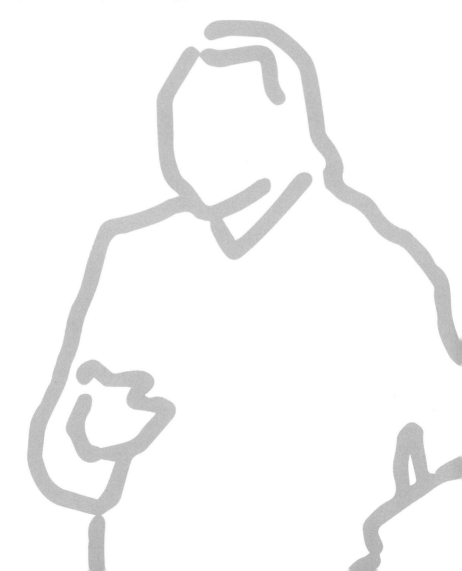

鬼の首をとった気になる前に

　前章で述べたように、「心理的な葛藤」という原因と、「心因反応」という結果は分けて考えるべきである。心因反応があるからといって、必ずしも「心理的な葛藤」が原因のすべてかどうかはわからず、心因反応を起こしやすくする身体因が背景に隠れている可能性があるからである。

　しかし、臨床をしていて思うのは、この原因と結果を明確に2ステップで区別することは存外に難しい。これはきっと僕だけに当てはまることではないと思うから書くのだが、しばしば患者の状態像が心因反応だとわかりかけるその瞬間に、どこか「鬼の首をとったような」感覚が心のなかに湧き上がってくることがある。つまり「患者が病気ではない（心因である）証拠を見つけたぞ！　これでこの患者の診療は終わりだ！」という心の声が頭のなかに響くのである。こういうことを言ってはいけないのかもしれないが、患者を診察するというのは労力のいる行為であり、思いがけずその時間が短縮されたり、手間が省けたりすると、少しほっとしたような、体育の授業のマラソンコース

28

が短縮されたときのような感覚を味わう人は実のところ少なくないだろう。そういう心の動きと、「心因反応であれば病気ではないので（処方も検査も入院もいらないから）帰宅してよい」という判断は結びついている気がするのだ。

「鬼の首をとったような」気分になるとき、そこには隙が生まれる。映画や時代劇の合戦シーンで「よいところに参られよ」などと言って首を撥ねる瞬間に、追い詰めたはずの武将に隠し持っていた刀で刺されて返り討ちにあう場面がよくあるが、まさにあれである。つまり、「心因反応だから病気じゃないし帰宅していい」と迷いなく思った瞬間には隙があり、こういうときに背景の身体因は見逃される傾向にある。

> とはいえ隙があっても返り討ちに遭わないこともあるわけで、たいていの心因反応には身体因がないという印象も間違ってはいない。

こういった隙を作らないためには、患者の呈している状態が「心因反応」であるとまず明確に判断することが肝要であるように思う。一部の熟練者を除いた（自分を含む）臨床医には、心因反応だとわかりかけた瞬間に、帰宅という判断に繋がる短絡がいつの間にかできている。この短絡を選ばずに、**「心因反応だとわかりかけたら、心因反応とまず判断する」**ことが重要であり、そのためには心因反応であると思考するそのプロセスを明確化している必要があるだろう。1ステップを2ステップに分解して考えるということをここではしてみたい。

心因反応と思考するに至る
4つのプロセス

1. "身体疾患からの逸脱" という文脈

　目の前の身体症状が、身体疾患由来の症状ではなく心因反応ではないかと思うきっかけとして多いのは、「情報・訴え」「観察・身体診察」「検査」のそれぞれのレベルで、身体疾患としては説明のつかない表出が認められるときだろう。

　「情報・訴え」のレベルとしては、例えば20代の女性が「頭痛、喉の違和感、胃痛、呑酸、下痢、両手がさあっと冷たくなる感じ、多汗があり止まらない」などと訴えたとき、その訴えを満たすようなメカニズムをもつ身体疾患は存在しないため、病気ではないだろうと推測する。「観察・身体診察」のレベルでは、よく「解剖学的に矛盾する○○」「デルマトームに一致しない△△」といった決まり文句が使われる。脱力やしびれなどの神経症状で見られることが多いが、解剖生理学的に説明のつかない症状を呈している場合は、病気ではないだろうと予測する。「検査」のレベルでは、例えば呼吸苦で来院したが、血液検査、レントゲン・胸部CT、心電図、呼吸機能検査といった検査がすべて正常のとき、どこまで検査するかは他の情報次第という点もあるが、まあ病気ではないだろうと考える。

JCOPY 498-22926

身体疾患ではないからといって、必ずしもすぐに心因反応とは判断されないと思うが、いくら調べても身体的な異常が見つからない人は、最終的には心療内科か精神科を受診してみてくださいと言われることになる。しかし、このパターンは、消極的な心因反応の診断なので、鬼の首をとったような気になることは少ない。

2. 心因反応の積極的な証拠の発見

　ある身体症状が心因反応であることを示唆する所見の存在が知られている。意識障害における arm drop test（横になっている患者の手を他動的に顔の上に持ち上げてから離したときに、顔を避けて手が落ちるときは心因反応である可能性が高い）、片側の下肢麻痺に対する Hoover 徴候（健側の下肢を持ち上げたときに、患側の下肢に真の麻痺がなければ同程度の力が下方向にかかる）、骨盤を揺さぶったり、弓なりになるようなけいれん発作など知られているものは多く、脳神経内科の先生のほうがよっぽどこの領域には詳しいと思うが、本書ではその所見をレビュー的に並べることはしない。重要なのは、こういった心因反応を示唆する積極的な証拠は、鬼の首をとったような気になりやすい。つまり「心因反応→原因は心理的な葛藤」という1ステップの短絡を作りやすい。実際にこういった所見がある場合、原因が「心理的

この領域を勉強するには上田剛士先生のご著書『非器質性・心因性疾患を身体診察で診断するためのエビデンス』（シーニュ；2015）が秀逸である。

な葛藤」であることが多いのも事実である。多いのだが、やはりなんらかの身体因に「ちょっとした心理的な葛藤」が加わって起こっていることもまた多いと考えている。

心因反応の積極的な証拠を見つけたら、まずその反応が「心因反応」であると判断する。その次に、本当に「心理的な葛藤」だけで起きるような反応なのか、それとも軽微な身体因に加重しているのか、ということを慎重に判断するという2ステップを踏むことで、身体因の見逃しは格段に減ると思っている。

3. 原因となりそうな「心理的な葛藤」の発見

すでに記述しているように、この世に生きるたいていの人は心理的な葛藤を抱えながら生きている。目の前の心因反応が本当に心理的な葛藤から生じているかということについては、慎重な判断が必要である。**できれば癖として、「症状を説明できるような心理的な葛藤の発見」以外の理由から心因反応であると判断したほうがよい**。例えばそれは、上に挙げたような「身体疾患からの逸脱」という文脈や、「心因反応の積極的な証拠の発見」である。例外的に、ほぼ「心理的な葛藤」のみが原因だろうと判断することもあるが、最低限の身体因の除外はしたほうがよいという意見をもっている。

JCOPY 498-22926

30代なかばの女性。生来健康。2歳になる息子が交通事故死し、その翌日から様子がおかしくなったと救急要請され、精神科病院を受診した。「みこちゃんみこちゃんちゃんちゃんちゃーん」「わんわんわんわん犬だぞー」などと児戯的な口調で興奮してまとまらず飛んだり跳ねたりしており、しばらくそうしていたかと思うと目を見開いたままなにも言わずに黙りこくって動かないという状態になり、このサイクルを何時間も繰り返しているとのことであった。状態像は興奮と昏迷を繰り返す緊張病だが、明らかに息子の事故死が原因だろうと考えた。医療保護入院のうえ、頭部画像、血液検査のみは行い、経過を見たところ、5日後にはまとまりのある会話ができるようになり、7日後にはもとの本人に戻っていた。

　緊張病になるくらいの「心理的な葛藤」が起きていると判断し、髄液検査などは行わなかった。「心理的な葛藤」と「心因反応」の大きさのバランスの不均衡の有無を見ることが重要であり、この症例ではそのバランスがとれていると考えた。

4. 現場をとりまく構造からの影響

　現場には、医師と患者だけがいるわけではない。現場をとりまく構造というものがあり、それらが様々に動き、干渉しあいながら診療とい

> このものの見方を、僕は心理士の栗原和彦先生の治療構造論の勉強会と、ご著書の『臨床家のための実践的治療構造論』（遠見書房；2019）から学んだ。内科医にこそ読んでほしい一冊である。ぜひご参照いただきたい。

うものは進行していく。医師が、普通ならばできるはずの判断ができなくなる場合、ないしは、普通だったら絶対にしないことをしてしまう場合、医師と患者をとりまく構造の「揺れ」が、医師の意思決定に影響を及ぼしている可能性がある。カンファランスでは、現場を構成する要素がその瞬間どのように動いていたかということが無視されて議論が進み、「どうしてここで○○をしなかったんだ」といった批難がなされることがあるが、その方向性の議論は単純に「むかつき」しか生まない。「どうしてこの医師は普段であればできたような診療ができなかったのか？」という視点から、その瞬間の現場を構成する要素について振り返って考察することのほうが建設的であると思う。「正論道場 VS 現場にしかわからない」の構図はあまりにもよく見かけるが、個人的には、①本来ならこうすべきだったという正論をまず共有する、②なぜそれができなかったのか、現場をとりまく構造を把握することで振り返る、という手順を重視したい。VS の構図からはフラストレーションしか生じない。正論道場の人は正論道場の人なだけあって正論しか許せないし、現場の人は責めを受けたことで被害的になってしまい本当はこうすべきだったという正論を受け入れられなくなってしまう。

　さて、現場をとりまく構造とはなんだろうか。まず、当たり前だが医師と患者がいる。その瞬間の医師を構成する

のは、当然診療能力だけではなく、その日の体調、プライベートの問題、最近読んだ本の影響、診療を誰としているか、精神科的な雰囲気を漂わせる患者に対する考え方といった内的な要素に加え、医師の年齢、見た目、漂わせる雰囲気、言葉遣いといった外的な要素がある。一方患者を構成する要素にも、まずは病状の重症度、そして身体に生じた違和感を感じとる能力、その違和感を言語化する力、過去の経験からくる医療機関への特殊な思い入れ、同伴者の有無、職場での立ち位置といったものに加え、年齢、見た目、キャラ、基礎疾患があるか、頻回受診しているか、精神科通院歴があるかといったものがある。そして、担当する医師以外の医師や、看護師、看護助手、救急救命士、心理

> これは精神科患者に対する医者側の考え方と相互作用するが、精神症状から訴えのまとまりがなかったり、必要以上に攻撃的だったりしたりする患者を診た過去の経験から、そうではない精神科通院患者にも同じような目を向ける人がいることは否定できない。

士、薬剤師などのコメディカルそれぞれにこのような内的・外的な要素が存在する。さらにはその「場」を構成する要素として、病棟なのか、外来（三次救急？ 内科外来？ クリニック？）なのか、それぞれに忙しさやその診療科の伝統・慣習、看護師との仕事の分担の程度、研修医の有無、どこまで検査ができるかなどの要素があり、さらにその病院が都心にあるのか、地方にあるのか、日本や世界そのものを揺るがす要素があるのか、これ

> 2020年の新型コロナウイルスのパンデミックなど。

らすべての要素が、互いに複雑に干渉し合い、押し合いへし合いしながら現場は動いている。当然軸とな

るのは患者の病状に対する医学的な対応だが、医師は意思決定をするときに、この毎秒変化し続ける現場の複雑な動きから完全に自由ではいられない。

　随分と長い前置きになったが、そんななかで、**意思決定をする医師が、現場の動きの影響を受けて、患者の症状を不適切な過程で心因反応と判断する、ということが起こりうる**。当然、ベテランになればなるほど、軽重はあれど自身や同僚の失敗談からこういった早計をしないよう慎重になる。そこから例えば「精神科的な患者だと思ったときこそ身体精査をおろそかにしない」といったクリニカルパール的なものが生まれるわけであるが、そういう断片的な切りとり方をするのではなく、一瞬一瞬現場で動いている要素を把握し続けることで、より柔軟で適切で素早い臨床判断が可能になると考えている。

　この章では、患者の状態像が心因反応とわかりかけるときに「原因は心理的な葛藤だから帰宅」と考える思考の短絡が発生し、背景にある身体因が見逃されうることについて記述した。それを回避するためには、「あー、プシコね、帰して」という1ステップの思考ではなく「心因反応」と

クリニカルパールのよい面が強調されることが多いが、クリニカルパールは、経験を非統計学的に集積したエビデンスであり、臨床場面や患者を標準化・一般化して考える手法である。しかし、実臨床では、その瞬間の構造というのはその瞬間にしか存在しないのであって、今この瞬間にここでなにが起きているかということを、一般化せずに毎秒把握することが必要とされている。そのなかで、科学的なエビデンスや、クリニカルパールが有効であれば使えばよいと思うのだが、現場の一回性というものを全く考慮せずに、常に標準化・一般化された場や患者を前提として行われる診療はちょっと油断しすぎなのではないかと思う。臨床は再現可能で法則性のなかに回収できる場面が確かに多いが、一つの法則から現象を見つめれば、その法則から漏れた現象は当然目に留まりづらくなる。
これは自戒も込めてなのだが、「わからない」とか「不確定」という状況に人は弱い。なにか確からしいもの、これに頼っていれば生きていけるものがあれば飛びついて思考を停止させたくなるわけで、エビデンスやクリニカルパールが臨床場面でそのような使われ方をしていることがとても多いように思う。わからないものをわからないままにしながら前に進んでいくタフさを身につけたい。

JCOPY 498-22926

医学的に判断を行い、次にその原因を考えるという2ス
テップを踏むことが重要である。

第 3 章

心因反応の方程式

心因反応の方程式

ここに僕の考える心因反応の方程式を記してみたい。

> 心因反応の大きさ
> ＝患者のもともとの脆弱性＋身体因の脳への侵襲＋心因

「心因反応の大きさ」などという言葉はそもそもないが、この言葉を採用したい。医者のなかでは「この心因反応は大きいなあ」と共有できる感覚があるように思うからである。例えば、内科外来でよく見かける心因反応の一つに、「訴えが必要以上に執拗になる」というものがある。これを仮に「小さい」心因反応と呼んでみたい。一方で、「突然両足が動かなくなる」「腰を揺さぶるようにけいれんする」「目を開いて固まったまま動かない」「もうろうとして歩きまわる」といった、急性の神経疾患を想起させるような転換症状をきたす心因反応は、「愁訴の増幅」よりは「大きい」心因反応と言えるだろうか。さらに、内科外来によくやってくる不定愁訴や、働きすぎ

この現象に「愁訴の増幅」と名前をつけた。

歴史的にも「大ヒステリー」という言葉がある。

歴史的な概念からすると「神経衰弱」とほぼ同義であり、2020年の精神科を受診すれば「身体症状症」という病名になるだろう。

JCOPY 498-22926

でうつになる人は「その中間くらい」だろうか。この「大きい・小さい」という言葉の使用感覚は「だいたい」共有できると思っているが、なにが大きくてなにが小さいのかとしばし考えると、これは派手／地味と言い換えられるかもしれないし、一見緊急性がありそう／なさそうみたいに言い換えることができるかもしれない。なぜ、この「大きい／小さい」という表現をしたいかというと、身体因を見抜くのに、**心因反応の大きさとその原因のバランスの不均衡があるかどうかを見極める必要がある**からだ。

　例えば、性格に偏りもなくコミュニケーション能力も高い、なんらの既往もない営業マンが、同期の女性にフラれたあとから昏迷状態になって救急搬送されてきたとする。これをフラれた（原因）ことで、昏迷状態（心因反応）になったと捉えるのは、心因反応の大きさとその原因のバランスがおかしいと考えるだろう。そういう話である。

　「患者のもともとの脆弱性」というのは心理 ← 以下、「脆弱性」と記す。
学的にはもっといろいろな言い方があるだろうが、心理学を専門にしていない読者にわかりづらいのでこのままの表現で記したい。つまり、もともといっぱいいっぱいになりやすい要因がある人（精神発達遅滞や発達障害など）や、ある特定の場面で不適切な反応を示すパーソナリティの偏りのある人は、そもそも心因反応を起こしやすい。これは直感的に理解できるだろう。

この脆弱性に加わる身体因の脳への侵襲の強さが、心因反応の大きさを変化させている気がする。例えば、知能も正常で性格・発達傾向にも偏りのない人は、空腹で怒りっぽくはなるかもしれないが、空腹だからといって突然両足が動かなくなるような心因反応はきたさないだろう。しかし、脳腫瘍があれば、急に心因反応として失立失歩をきたすことがあるかもしれない。あるいは、もともと知能が高くなく、一つ一つの作業をやるので精一杯という人が、風邪をひいて、いつもの作業ができなくなって不適応を起こし、失立失歩をきたすということはあるだろう。

心因の大きさも、もちろん心因反応の大きさには関係がある。例えばトラウマレベルの災害や事故・事件に巻き込まれれば、そこそこキャパシティーがある「普通の人」で、なんらの身体因がなくても大きな心因反応は起こりうる。第2章の息子が事故死した女性の例などがそうである。

脆弱性に身体因と心因が加わり、ある閾値を越えると心因反応が起こる。本章の冒頭に示したのはそういう方程式だが、先に述べたようにこの方程式にはなんらの科学的根拠もないし、事実かどうかを確認する術はない。そう考えると矛盾がなく考えやすいと僕が思っているだけである。言われれば「そんなの常識だ」と思う

よくよく調べたところ psychogenic (functional) motor disorder（要は心因性の運動異常症）の研究をしているグループが、この方程式に似たことを表にして論文化していた（Nielsen G, et al. J Neurol Neurosurg Psychiatry. 2015）。学術的には、神経衰弱的な消化管の不調と心因性の運動異常症は全く別の病気ということになっているし、研究している人たちも専門領域の違う人たちであることが多い。しかし、個人的には、なぜある人は手の不随意運動を起こすのに、ある人は下痢をするのか、といった臓器選択性の謎を解き明かすべきではないのかと思う。

JCOPY 498-22926

人はいるかもしれないが、こういった図式が輪郭をもって意識されている人はそんなに多くないのではないかと考えている。

　本章では、この方程式を用いてどのように身体因を特定していくかということについて考えたい。

除反応という視点

　「除反応」という言葉は、心理学では本来、患者に語らせることによりカタルシスを得て症状を改善させるという、ある特定の精神療法の手法を意味する。だが、ここでは少し別の意味で使用したい。

M・バリントの著書の翻訳にも、山縣博『神経症の臨床』（1984；金剛出版）にも、本書と同じ意味で「除反応」という言葉が使用されている。

　本書でいう「除反応」は、心因反応をなんらかの形で除去／軽減することである。件の方程式を使用する際に、特定すべき身体因がありそうなのに患者の心因反応が大きすぎて訴えが歪み、正確な体験を聴取できないことがある。そういうときには積極的に除反応を試みる必要がある。その方法については、以下で内科外来を訪れやすい心因反応のパターンを紹介しながら述べていきたい。

これについてもいくつかの精神科の書籍を参考にしたが、身体医学という観点から分類しなおすほうが本書においては適切と思われたので、あくまで尾久の分類である。内科で議論になりにくい心因反応、つまり心因で出現する精神症状（昏迷、もうろう状態など）については、この章においては意図的に省いてある。

内科でよく接する心因反応のパターン

a. 愁訴の増幅 / 情動変化

　身体疾患があると、平時は問題なく処理できた心理的問題に対処できなくなり、一過性の不適応状態として、症状の訴えが過剰になったり、怒ったり泣いたりといった反応が出現することがある。自分もお腹が空いているときにUber Eats から配達を散々待たされた挙句、料理が来なかったことがあり、浅ましいほどカスタマーセンターに激怒してしまったことがかつてあるが、これは空腹という身体の不快な変化に対する一過性の不適応状態である。その内容は十分了解可能ではあるものの、身体の不調によって、キャパシティーが低下していなければ起こり得ない反応である。

> 僕が普段から怒りっぽい人間であればそうとも言えないが、たぶん温和なほうなので空腹のせいと考えてほしい。

　患者の愁訴が増幅していたり、妙に怒りっぽかったり、涙もろかったりするとき、今までの身体医学の一般的な態度というのは「面倒な患者」「だーかーらー異常はありません」「早く帰りたい」といった医師側のネガティブ感情が前景に立つものが多かった。近年はもう少しこのへんは整理されていて「患者に対するネガティブ感情があると誤診をおかす」系のクリニカルパールが溢れているので、そういった患者の喜怒哀楽を意図的に無視して、冷静に病態に目を向けるという態度をとる人が多い。この冷静な態度

JCOPY 498-22926

というのはとても重要だが、さらに踏み込んで「脆弱性」「身体因の脳への侵襲」「心因」に相当するものについて検討するようにしたい。これからは「訴えの歪みや喜怒哀楽も病態の一部」という目線に立つべきだとここに提唱してみたい。症例を見ながら考えていこう。

症例a1：待合で怒鳴るサラリーマン

40歳男性。既往なし。勤め人と思しきスーツ姿で来院。非常にだるそうで息も絶え絶えという感じで入室。昨日会社で勤務中に悪寒、全身倦怠感、節々の痛みが出現、早めに床についたが朝から40℃の発熱と咽頭痛が出現し、インフルエンザの迅速検査を希望して内科外来を受診した。その日の外来はとても混んでおり、1時間半待合室で待っていたが、我慢できなくなり受付で検査だけでも先にしてほしい旨を述べた。受付は「先生の診察をしてからでないと検査はできません」と伝えた。すると突然「いい加減にしろよ！ 何時間待たせてんだよこのクソ女！」と待合室の全員が振り返るくらいの大声で叫んだ。診察している間も「この病院は患者のことを全然考えていない！」などと激昂し続けた。インフルエンザA型が陽性で、ザナミビルが処方され帰宅となった。3カ月後、健康診断で軽度肝機能障害を指摘されて受診したときは礼節が保たれた紳士であった。

インフルエンザにより不調をきたし、一過性の不適応を
きたした状態である。怒る理由は心理的に十分理解できる
が、本人の普段のキャパシティーからすれば、おそらく過
剰な反応であったのだろうと後方視的に確認できた。

　方程式に当てはめて考えてみれば、「脆弱性（x）＋身体
因（インフルエンザ）＋心因（待たされた）＝怒りっぽく
なる」となるだろうか。初診時にxは未知数なわけだが、
仮に普段から温和な人だったとしても、「インフルエンザ
＋待たされた＝怒りっぽくなる」は十分釣り合っていると
直感的に判断できたので、「こんなに怒るなんて変だ。イ
ンフルエンザ脳症をきたしているかもしれない」などと思
って腰椎穿刺をするという意思決定には進まなかったわけ
である。

症例a2：帯状疱疹の治療中に人格変化をきたした高齢女性
82歳女性。既往に高血圧、脂質異常症。穏やかで愛想
のいい女性。5日くらい前からの咽頭痛で内科外来を受
診した。咽頭の診察をすると、軟口蓋に粘膜疹の集簇が
認められ、舌咽神経の帯状疱疹と思われた。耳介周囲や
外耳道には水疱は認めなかった。バラシクロビルの内服
を処方し、1週間後に再診とした。再診時、入室するな
り「なんなのよ！　あんな薬飲ませて！　ひどいひどいひ
どい！」などといきなり医師を詰り始めた。話を聞くと、
薬を飲んだ後から嘔気が出現し、昨日まではなんとか飲

JCOPY 498-22926

んだが、今朝からは腹が立って内服を中止したとのことであった。粘膜診はやや改善しており、他の部位には水疱を認めなかったが、明らかな人格変化があり、VZV脳症の可能性を考えてA病院の神経内科に紹介した。髄液検査、頭部MRI、脳波検査などはいずれも異常なく、家族には「帯状疱疹です。初期の認知症で単に怒りっぽいだけだと思います」と説明がなされた。嘔気止めが処方されたうえで内服が継続になり当院の再診外来を1週間後に受診した。いろいろひどい目にあったとA病院での検査を被害的に語ったが、粘膜疹は改善していた。処方はその時点で終了とした。さらに翌週再診したときには、もとの穏やかな女性に戻っていた。認知症と説明を受けた家族が心配したのでMMSEをとると満点であった。

> ミニメンタルステート検査。認知症のスクリーニングに使用される。

　急な性格変化をきたし、その内容も「治療薬を飲んで副作用が出現し、処方医に腹が立って怒りをぶつける」「ひどい目にあったと検査を被害的に捉える」というわかるようなわからないような話であった。
　方程式に当てはめてみれば、「脆弱性（なし？　穏やかで愛想のいい女性）＋身体因（帯状疱疹、高齢、副作用の嘔気）＋心因（薬を飲んだら副作用が出た）＝医者に怒鳴る」となるし、もう少し叙述的に記せば、「穏やかで愛想のいい女性が、帯状疱疹の薬で副作用が出た程度の心因で医者

に怒鳴り散らしてしまうほどの人格変化をきたすだろうか？」となるだろう。ここは「脆弱性＋身体因＋心因」と「心因反応」のバランスがとれていないと考えて、VZV脳症を疑ったわけである。しかし、実際は否定的であった。髄液中のウイルスのPCRまで見ていないはずなのでなんとも言えないが、後から考え直すと、これはバラシクロビルの副作用であった可能性が高いのではないかと思う。バラシクロビルが腎機能障害時や高齢者に精神神経症状をきたすことがあることはよく知られている。もちろんこの女性がそうであったという根拠はないし、この高齢女性が実

境界性パーソナリティ障害。

は若いころからボーダーラインでそもそも脆弱性に問題があったという可能性も否定はできないが、A病院の「帯状疱疹です。初期の認知症で単に怒りっぽいだけだと思います」というアセスメントよりはよっぽど納得できる解説なのではないかと思う。

　さらに、ここからもう一歩話を進めると、この症例にバラシクロビルの副作用があったとして、薬剤性の精神症状、ないしは薬剤による軽微な意識変容と捉えるのが一般的な立場であるが、第1章の「健康な精神機能の減弱」というものの見方を採用すれば、薬剤性に皮質の機能が低下し、普通であれば抑制できる心理が顕著に出現したと捉えることもできる。

　これだけいろいろなことが考えられる症例なので、単に

JCOPY 498-22926

「顔面の帯状疱疹は脳症・難聴・失明に注意」とか「バラシクロビルを高齢者に投与するときは気をつけよう」で終わってしまうのはもったいない。

症例a3：泣き続けるマイコプラズマ肺炎の女性

38歳女性。既往なし。1週間前から咳嗽が出現、他の上気道症状はなかった。2日前から39℃の発熱があり内科外来を受診した。入室するとよろめくように椅子に座り、体調が悪いのだろうと思う一方で、やや振る舞いが過剰な印象も受けた。肺炎を考えて検査を行い、レントゲンで右下肺野の気管支影がやや濃く、CTで右下葉に気管支肺炎像を認めた。問診をしている間しくしく泣き続けており、どうして泣いているのか尋ねると「咳がつらくて。たまに体調が悪いと泣くことがあるんです」と答えた。喀痰のグラム染色では、細菌の貪食像は認められなかった。マイコプラズマ迅速検査陽性、尿中レジオネラ抗原陰性。マイコプラズマ肺炎としてドキシサイクリンで加療を行い、翌週の受診時に咳嗽は改善していた。泣いてもおらず、ハキハキした態度で「もう大丈夫です」と答えた。

さて方程式に当てはめてみよう。「脆弱性（x）＋身体因（マイコプラズマ肺炎）＋心因（咳がつらい）＝診察中泣き続ける」となるか。肺炎で咳がつらいのはよくわかるが、泣いている人は珍しい。やはり「マイコプラズマ肺炎＋咳

がつらい」に対して「診察中泣き続ける」という反応は大きすぎる気がする。

とすると可能性は二つ、もしくはその両方である。一つは脆弱性の問題である。「たまに体調が悪いと泣くことがあるんです」という発言は、身体の不調に対してもともと不適応を起こしやすい人であることを示唆している。もう一つは、マイコプラズマ肺炎の肺外症状として精神症状をきたしていると考える立場である。

マイコプラズマ、クラミドフィラ、レジオネラ、といった病原微生物による非定型肺炎では、精神神経症状が出現しやすいことが知られている。これは症例a2と同じように、マイコプラズマ肺炎が皮質の機能を低下させ、普段では抑制できる反応が出てきてしまったと考えることもできる。

症例a4：胸が苦しいと訴え続ける認知症の女性

78歳の女性。アルツハイマー型認知症の診断を受けている。一人で内科外来を受診した。「胸が苦しいんです」「なんとかしてください」「調べても異常がないっていうんですよ、ひどい！」などと延々と訴え続けた。「苦しさは1〜10だとどれくらいですか」と尋ねると10と即答し、一日中10だと繰り返す。採血、心電図、胸部レントゲンは異常なし。1週間前に近医でベンゾジアゼピン系の抗不安薬が処方されているが、全く効かなかった

と本人はいう。愁訴の「増幅」はアルツハイマー型認知症で状況の理解が悪くなっていることが原因だろうと考えられたが、愁訴の胸痛は抗不安薬にも反応しておらず、粘り強くよくよく聞いていると、「歩いたときに苦しい」という訴えだけは再現性があるように思えた。循環器科に依頼して冠動脈CTを撮影したところ冠動脈の狭窄が見つかり、PCI後胸痛の訴えは消失した。

　方程式に当てはめれば「脆弱性（認知機能低下あり）＋身体因（x）＋心因（苦しい）＝胸が苦しいという愁訴が過剰」となる。こういう人はとてもよく内科外来でお会いする。しかし、よくよく見ると「認知機能低下＋苦しい＝胸が苦しいと過剰に訴える」となり、苦しいのはどこから来たの？という疑問が湧いてくる。当たり前だが認知機能が低下すれば誰でも胸が苦しくなるわけではない。ピースが足りないのである。

　この場合は二段階になっていると考えられる。つまり「Aという心因もしくは身体因が認知機能低下という脆弱性に加わって"胸が苦しい"という心因反応が出現、その"胸が苦しい"ということ自体が心因となり、さらに"胸が苦しい"という愁訴が増幅する」という現象が起きているとすれば理解ができる。

めちゃくちゃ複雑だがちょっと頑張ってよく読んでほしい。

　この場合はつまり、胸が苦しくなった原因Aをまず探索する必要がある。このAにたどり着くために、除反応

が必要なことがあるが、この人の場合は増幅してしまった愁訴を根気強く聞くことで、「歩いたときに苦しい」という再現性のある冠動脈イベントの色彩をもった症状の存在が確認でき、さらにこの胸の苦しさが抗不安薬の使用によっても持続していることから、A＝狭心症の可能性があると考えた。ただこういう例はとても稀で、多くの場合Aは原因不明・特定不能の無害なイベントであることが多いと思われる。

b. 過呼吸・動悸発作

　過呼吸で受診する人は救急外来に多い印象がある。突如降って湧いたように急で激烈な症状が出現するため、緊急性を自覚するのであろう。一方で過呼吸症候群自体に緊急性はなく、点滴などをとりあえず繋いで他の患者を診ているうちに勝手に改善していることが多いというのは、しばしば経験されることだと思う。

　かつて診たことのある人をイメージしてもらうと納得できるのだが、過呼吸の最中にある患者には言語的接近が困難であることが多い。つまり、背景に身体因を疑うにしても、過呼吸が改善してからでないと、「苦しい」とか「息ができない」といった訴えに真の症状がマスクされてしまう恐れがある。言語的接近が困難で、かつ未知の変数が多すぎて方程式の全貌が見通せないときは除反応が必要であ

JCOPY 498-22926

る。

救急外来の現場でよく経験されるが、病歴聴 十分にできないことも多いが。
取、そして身体診察、さらには検査や、「緊急性があるか
もしれないのでとりあえずキープしたラインに適当な細胞
外液を繋いでおいてベッドに寝かせておくこと」が意図せ
ず治療的に作用し、自然な除反応に繋がることがある。こ
れは内科外来であっても同様である。それでも除反応でき
ず、かつ除反応が緊急に必要と思われるときは、抗不安薬
をその場で処方し、説明のうえで内服してもらうこともあ
る。症例を見ていこう。

症例b1：過呼吸を起こした高齢男性

87歳男性。脳梗塞、狭心症、糖尿病の既往あり。夜間
目覚めたときに呼吸苦を自覚して救急搬送となった。来
院時は過呼吸でなにかを尋ねても「苦しい、苦しい、誰
か助けて」と述べるばかりで、問診は困難であった。血
液検査、血液ガス、レントゲン、心電図の検査を行った
が血液ガスで過換気の所見があるのみで、他は異常を認
めなかった。妻によれば、昨晩医学のテレビ番組を観て
から心筋梗塞の心配をしており、そのせいではないかと
いうことであった。救急外来はパニック障害として有事
再診となったが、やはり息苦しいと述べ、朝になるのを
待って内科外来を受診した。入室時、「あー、苦しい苦
しい、助けてー」などと苦しそうに述べており、まずは

点滴を確保し追加検査（頭部CT）を行った。若干トーンダウンしたものの、過呼吸は続いたため、アルプラゾラムを内服してもらい、処置室のベッドで安静を保ってもらったところ、過呼吸や呼吸苦は改善した。そこで問診をしたところ「夜目覚めたとき、目がくらむような、ぽーんと響くような変な感じがして、よく見えず不安になった。それは今も続いている」と述べた。頭部CTは異常なかったが、頭部MRIを撮像したところ、右後部皮質にDWIで高信号、ADCで低信号を認め、急性期脳梗塞と診断した。

　方程式に当てはめて考えよう。「脆弱性（x）＋身体因（y）＋心因（心筋梗塞の番組を観た）＝過呼吸＋愁訴の増幅」となるだろうか。xには高齢なので認知機能低下がひょっとしたら入るかもしれないと思ったが、それでもバランスがとれていない印象を強く受けた。心筋梗塞の番組を観て不安になった認知症の高齢者が心因反応を起こすというのは不思議なことでもないが、それだけでは片付かない反応の大きさがあると思い、積極的な身体因の特定を要すると判断した。血管リスクが高く、心血管イベントは救急外来で否定されていることから、脳血管障害を疑ってまず頭部CTを撮影しているがこれは異常なかった。頭部MRIを撮ろうとして、さてこんな理由で脳梗塞を疑い頭部MRIを撮像するやつがどこにいるんだ

と妙に冷静になってしまい、根拠を得るためにアルプラゾ
ラムで除反応を行った。言語的接近ができるようになって
から話をすると「夜目覚めたとき、目がくらむような、ぽ
ーんと響くような変な感じがして、よく見えず不安になっ
た。それは今も続いている」と聴取できた。これは身体医
学の視点で見れば、どの病気の症状としても典型的でない
ため、一見なにをわけの分からないことを言っているのだ
と黙殺したくなる発言だが、精神医学の視点で見れば、心
因反応としても典型的ではなく、どちらかといえば除反応
できたのにも関わらず残っているこの症状は身体因由来な
のではないかと考えたくなる症状であった。結局後部皮質
に脳梗塞があり、視覚に関する症状はそのときは詳しく質
問しなかったが、後付けで考えれば視覚性失認の訴えに似
ているように思われた。

　こういった症例はたまたま身体因が見つかっただけで、
このような経過で MRI まで撮ったのになにもないという
ことは当然あるしそちらのほうが多いというのは事実であ
る。さらにこの症例すら方程式に無理やり当てはめただけ
ではないのか？ということも可能だろう。しかし、このよ
うな思考をして見つかる身体因が相当数ある以上は、この
方程式を無視できないのではないかと思う。

c. 転換症状

　転換症状というのは、簡単に言えば心理的な葛藤が身体症状に転換されているもの全般を指す。急性の神経疾患に擬態した転換症状は、「大きい」心因反応と言えるだろうが、例えば失立失歩（運動麻痺）、失声、不随意運動、けいれん発作などが代表的である。

　失立失歩などの典型的な転換症状は、最近ほとんど見られないと言われている。稀になった理由はいろいろあるのだと思うが、そうは言ってもしばしば精神科では目にすることがある。

しかし、抑圧の強い人が葛藤状況から転換症状を引き起こす例がとても多いかと言えばそうでもなく、精神発達遅滞の患者が不適応を起こして転換症状を引き起こすことのほうが圧倒的に多いように思う。精神発達遅滞もある意味で器質なのかもしれないが、知的に正常で、かつ心の問題を体の症状で表出するような不適応状態に陥るはずもなさそうな人にこういった転換症状を見たら、方程式を思い浮かべればまずは背景の身体因がなにかあるのではないかと疑うことになるだろう。

　他の心因反応と比較した特徴として、そもそもそれが転換性なのか、本当に神経症状なのかが区別困難なケースが少なくないということである。この場合、神経学の立場からは「解剖学／神経学的に矛盾する身体症状で心因もある

しかしよくよくたどっていくと1950年代にクレッチマーという人がすでにこのようなことを言っており、「最近見られない」という精神科の教科書でよく見かけるフレーズはただコピペしてきているだけということが判明した。「大昔にはあったけど今は普通起こらない」が正しいのではないか。

JCOPY 498-22926

ので精神科の問題」となり、精神医学の立場からは「うーん、そうかー」とあまり反論も思い浮かばず精神科で引き受けることが多い。

ミルクボーイの声で再生したい。

ここは、もう少し方程式を使ってクリアにしておきたい。「脆弱性＋身体因＋心因＝転換症状」という方程式があったとして、神経内科が精神科の問題とした理由は、「身体因が否定されて、心因があるから」である。しかし精神科医からすると、「この脆弱性で、この程度の心因で、こんなことになるかなあ」と違和感を覚えるわけである。でも神経内科が身体因はないと言ったら多くの精神科医はそれ以上の追求はできないという状況があり、ちょっとバランスが変でも神経症の人ということにするのである。しかし、神経内科医がこの現象を皆当然のように知っていれば「ざっと身体因は否定できたけど、やっぱりこの方程式を見るとなにか身体因がないとおかしいな」という思考に至り「精神科でよろしく」ではなくさらに精査をすべきだという方向に変換できるようになるだろう。すべての医師に言えることだが、「身体因は否定できた」と仮定することはあっても、本気でそう思っている人がいたらかなりおめでたい。

もちろん神経内科の素晴らしい臨床家は当然のようにこの現象を理解しており恐ろしくスムーズに連携がとれるのだが、そうでない人のほうが現実には多い。そして精神科もまた然りである。

症例c1：失立失歩・失声を呈した女性

21歳女性。既往なし。機会飲酒。女子大生。夜間「足

がうごかない声もでない助けて」と兄にLINEがあり、兄が本人のアパートを訪室し、救急要請した。こういった症状が出現するのは初めてだった。両下肢麻痺を訴えるがHoover徴候陽性で"転換性障害"が疑われ精神科に紹介となった。掠れ声で「こ、声が出ない」と訴え、足も動かそうとしなかったが、「では入院しましょう」と伝え告知をしようとすると「あ、声が出た！ お兄ちゃん声出たよ！」と述べ、足も動いた。しかし、「怖いヤクザに狙われている」「電車に乗ったら鋭い目つきの人がいて私服警官だと思った」「救急車の後ろから黒塗りの車が追いかけてきている気がする」などと追跡妄想・被害関係妄想の色彩を帯びた発言をしたため、尿中薬物検査をしたところ覚せい剤の反応が陽性であった。本人に問うとマッチングアプリで今日出会った男性と性行為をする際に注射をされたと述べた。ひとまず入院となり、数日経過観察したところ妄想様の発言はなくなった。知能検査ではIQ 115と高く、下位項目のばらつきもなく、幼少期の発達の異常も両親から聴取する限りは認められなかった。頭部MRIや血液検査でも精神症状の原因となりうる所見はなかった。

心因反応の積極的な証拠である。

　方程式にももう慣れただろうか？「脆弱性（x）＋身体因（y）＋心因（z）＝失立失歩・失声」であり最初の時点では情報が全然ない。こういうときは除反応である。「では入院しましょう」という告知がたまたま除反応になり、

JCOPY 498-22926

そこで得た情報で方程式を埋めていくと「脆弱性（知的に低くなさそう、発達障害もなさそう）＋身体因（y）＋心因（z）＝失立失歩・失声＋追跡妄想・被害妄想」となる。この「ヤクザに追われている」などといった妄想は明らかに変で、ある身体因yがあって、yが妄想も出現させたし、場合によっては失立失歩・失声にも一役買った可能性があると考えるのが妥当と思われた。覚せい剤の精神症状として典型的な妄想であったので検査をしたところ尿検査で陽性となり、マッチングアプリでとんでもない男に恐ろしいことをされたという心因もわかった。「脆弱性（IQ 115,発達障害なし, パーソナリティは??）＋身体因（覚せい剤）＋心因（マッチングアプリの男）＝失立失歩・失声」という式であればバランスはとれるだろう。心因もそれなりに大きく、身体因がなくても説明がつきそうだが、この症例では覚せい剤は幻覚妄想状態になるほど中枢神経に影響を与えているので、やはり失立失歩・失声と無関係と考えるより多少影響を与えていると考えてもよいだろう。入院中、パーソナリティの問題はやはり若干ありそうに見えたが、身体因は特定できたので触れずに様子を見た。現在は元気に働いている。

症例c2：ヒステロ・エピレプシー

52歳女性。軽度の精神遅滞があり、ときおり夫とトラ

ブルを起こして興奮することや、甚だしい場合は自殺企図をすることがあり精神科病院に通院していた。夫と喧嘩をした後で意識を失い発作的に腰を突き出すようにして弓なりになるけいれん様の運動がよく見られており、本人はこれを「てんかん」と呼んだ。一度脳波検査をしているときに検査技師の言葉に反応してこの発作が出現したことがあったが、てんかん発作を疑うような異常波は発作中も、その直前、直後にも認められず、心因性非てんかん発作（PNES）として外来でフォローされていた。ある日、代診で担当した医師が待合室にいる本人を呼んだところ「おっ、おっ、おっ、おっ」と発声しながら頷いており、名前を呼ばれても反応しなかった。同行している夫に尋ねると、「腰を突き出す発作だけじゃなくて、こういうのもそういえばたまにありますね」と落ち着いた様子で述べた。すぐに脳波検査を行うと全般性に棘徐波が連続していた。ジアゼパムを10mg静注すると意識は清明になり、脳波も正常化した。

「脆弱性（軽度の精神遅滞）＋身体因（x）＋心因（夫と喧嘩）＝腰を突き出すようにして弓なりになるけいれん様の運動」となるだろう。これはバランスのとれた式であり、x はなしとしてよさそうである。しかしこの人は実は別に本物のてんかんもあった。

　同じ患者にヒステリーとてんかんが見られるとき、かつてはヒステロ・エピレプシー（hystero-epilepsie）（Landou-

JCOPY 498-22926

zy, 1848）という診断が使われたが、最近このような言葉を聞く機会は全くない。その結果かどうかは知らないが、PNES の診断が、真のてんかんではないことの証左のように扱われることがしばしばあるように思う。実際のところ、PNES とてんかんは排他的な病名ではなく、合併することも多い。てんかん診療に携わっている人にとってはありふれた症例かもしれないが、そうでない人にとっては意外な事実かもしれない。

　こういった症例では、てんかん発作、ないしはなんらかの原因によりてんかん原性を獲得した脳の障害部位が、実は x として機能している可能性があるのかもしれないが、実のところはわからない。しかし、少なくとも心因反応の表現形がけいれん様の運動であることは関係しているだろう。

症例c3：「脳炎ではありません」

26歳女性。大手コンサル会社に勤務している。これまで精神科通院歴はなし。初診半年前から勤務中にたびたびこみ上げるような嘔気が出現しており、次第に数日おきにわけもなく涙が出たり異様に落ち込むことが増えていた。感冒で3日仕事を休んだ次の日、クライアントの前で突然「思いつきました！　今からガンジーに会いにいきます！　さあみんな祈って祈って！」と叫んで裸になり、総合病院の精神科に入院となった。入院してから

興奮は見られず、疎通のとれた会話はできたが、ときおり独語をしていた。さらに、ぼんやりした態度で廊下を歩行する姿が1日に数回目撃されるようになり呼びかけても生返事しかせず、あとでそのときの様子について尋ねても覚えていなかった。こみ上げる嘔気の頻度が多くなり、ときどきナースステーションの前でばったり倒れることもあった。血液検査は異常なかったが、頭部MRIのFLAIR画像で右海馬が心なしか高信号であり、脳波の背景活動が年齢にしてはやや遅く、spikeのような突発波も見られた。髄液は蛋白が69 mg/dLと上昇していた他は異常なかった。卵巣を含む全身に腫瘍は認めなかった。抗精神病薬には全く反応せず、副作用の錐体外路症状が目立ったため中止した。髄液の各種抗体を検査に提出したうえで、辺縁系脳炎を疑いステロイドパルスを3クール施行したところ、独語はなくなった。こみ上げる嘔気やもうろうとして歩いているのは側頭葉てんかんの症状ではないかと疑い、神経内科で24時間脳波検査を行った。ばったり倒れるような突然気を失う発作が測定中何度もあったが、なんらの異常波も認められず、PNESと診断されてまた戻ってきた。神経内科からの返信には「器質疾患は否定的です。付き合いそうになっていた男性と3回ご飯に行って結局付き合わないということが直前にあったそうです。精神療法をお願いします」と書かれていた。入院時の髄液中の抗NMDA受容体抗体を含む種々の自己抗体はすべて陰性。気を失う発作も

徐々に減少したので、退院となりもとの職場に戻って働いているが、嘔気だけは持続しているとのことだった。

　精神科で頑張って器質を診わけようとしていると必ずこういう症例に行き当たる。明らかに統合失調症とかうつ病じゃないんだけど、でも身体因である証拠は掴めるような掴めないような感じで、神経内科に紹介すると「脳炎ではありません」とかなりはっきり否定されてしまい、しかも後で戻ってきた全部の自己抗体は陰性。でもなんとなくステロイドパルスが効いたような気もするし……自然経過と言われればそんな気もするし……まあとりあえず精神科だよね、ということで神経症とか統合失調症として見ていくことになる一群の人々である。状況証拠のみからは通常診断を下さないことが一般的な神経内科医からすればこんなの脳炎じゃないのだろうが、精神科には一定数こういう精神疾患とは到底思えない人がやってくる。決着がつかない人が多い一方で、抗NMDA受容体抗体が陽性であったり、壮年男性では抗LGI-1抗体や傍腫瘍神経抗体が陽性だったり、脳波で誰の目にも明らかな遅い波が持続していることもあり、彼ら彼女らは一体なんなのだろうと常日

> 「MRIで海馬が光っているようにも見える」とか「これってspikeじゃないか」「ちょっとだけ背景活動が遅い」「髄液蛋白だけ上昇している」みたいなやつである。

> 過去に1人や2人とかじゃなくて1年に少なくとも3,4人はみるのでどうしたものかと思っている。精神科医からすれば僕は「統合失調症の診断が狭い人」とうつるのだろうし、神経内科医からすれば「急に精神病を脳炎と言って送ってきた奇妙な精神科医」という風にうつるのだろうが、僕の目にはどの人も精神疾患の精神症状ではなく、軽微な意識変容に見えるのである。ほぼすべての症例で上気道炎が先行しており、post-infectiousな外因反応なのではないかと密かに思っているが、物的証拠がない以上これは単なる妄言にすぎない。

> 偽陽性などと言い始めるとキリがないが。

頃疑問に思っている。

　さて、この症例を本書の趣旨に合わせて捉え直すと「脆弱性（なさそう）＋身体因（y）＋心因（3回ご飯に行った男性と付き合わなかった）＝繰り返す嘔気・幻覚妄想状態・もうろう状態・PNES」となるだろう。ここで身体因が全くないとすると「大手コンサルで働けるくらいの知能と適応能力のある人が、3回ご飯に行った男性と付き合わなかったという心因が加わった結果、繰り返す嘔気・幻覚妄想状態・もうろう状態・PNESが出現した」ということになる。そんなことが起こるはずがないと少なくとも僕は思った。

　この場合の可能性は二つ、もしくはその両方である。一つは脆弱性の問題であり、大手コンサルで働ける知能と適応能力はあるが、ある特定の状況下（男性との二者関係など）で著しく不適切な反応を毎度示してしまうようなパーソナリティの持ち主であったという可能性である。そしてもう一つは身体因があるという可能性である。

　神経内科では、「心因反応」があることから身体因を否定し、「心因」の存在から原因が「精神的なもの」であると特定した。しかし、もうおわかりのように心因反応の証明は身体因を否定する証拠にはならないし、その心因でこんなとんでもない反応が起こるはずがないというのもすでに説明した。精神科医は当たり前のように、この人のパー

JCOPY 498-22926

ソナリティを心理力動的にアセスメントできると思われている節があるが、実はそれができるのはごくごく少数の精神療法の専門家だけである。実のところほとんどの精神科医は「そんなことしそうもない子だしなー」とか「明らかなボーダーではないな」とか程度の評価しかしていないと考えたほうがよい。

> していたら申し訳ないのだが、僕を含めほとんどの精神科医は得意ではないと考えている。内科医ももちろんそうだと思うので、心理力動的な評価なしにできない方法は本書では採用していない。

　だからこの診療は片落ちなのである。本当は心理力動的なアセスメントがあって初めて「身体因がある他こんなことにはならない」と言い切れるのである。とはいえ、仮にこの人がものすごく脆弱な心理的な素因をもっていたとしても、幻覚妄想状態というのはやっぱりちょっと特殊すぎるのではなのではないかと思う。

d. 神経衰弱（不定愁訴）

　"神経衰弱"という言葉は最近使われないことが多く、特に内科外来や救急外来などの身体医学の視点からは"不定愁訴"と呼ばれることが多い。神経衰弱について過去の教科書を開いてみると「主観的に心身のあらゆ

> 『現代精神医学』（文光堂；1971）

る故障あるいは罹病感が訴えられるが、客観的には大した障害も認められないような状態である。本人の訴えは、頭重、不眠、全身倦怠、心臓や消化器の機能障害、性欲減退などの身体的なものから、記憶減退、注意散漫、精神作業能力減退、知覚過敏、感情不安定などの精神症状に至るま

で種々様々のものが挙げられる」というような記載がある。他に典型的な症状としては、めまい、咽喉部違和感、四肢の冷感、口唇や舌のしびれ感などが訴えられることが多い。

神経衰弱は、心身の疲労、症状性精神病の回復過程（過敏情動衰弱状態と呼ばれる）、頭部外傷後、器質性精神病の初期、統合失調症の前駆期などに見られると言われているが、このように列挙せずとも、心理的加重のメカニズムを考えれば「身体の故障に対する不適応状態として出現する」と簡単にまとめられる。愁訴の増幅／情動変化との大きな違いとしては、症状が慢性化しうることであるが、初期に適切な治療介入を行うことで慢性化を防げる印象をもっている。

内科外来に最も多い心因性の愁訴といってよく、"検査陰性"をもってしてではなく（もちろん検査は必要だが）、ゲシュタルトを掴んで積極的に切りとることができると、検査前から治療導入をすることが可能になり、さらには背景疾患の特定という視点も含めて検査をオーダーすることができる。多くの患者は一つの症状だけではなく、複数の症状をもっていることが多い。これはROS的かつクローズドに神経衰弱の症状を尋ねることでわかる。

背景疾患を特定する際のコツは、症状の"引き算"をすることである。神経衰弱のゲシュタルトをある程度掴めて

review of systems の略である。初診患者の問診をするときに、頭の先からつま先まで、あるはずもないであろう症状も含め網羅的に聞いていく方法で、研修医の最初のころに当直とかで習う。

JCOPY 498-22926

いると、神経衰弱の症状としてはあまり典型的とは思えない症状が浮かび上がってくる。その症状こそが、身体疾患が直接的に引き起こした症状であったりするのである。

症例d1：テスト前の睡眠不足で神経衰弱？

21歳男性。既往なし。大学生。テスト期間中で、ほとんど眠らずに勉強を続けていたところ、動悸、嘔気、めまい、頭重感、手の震えが出現した。中学生のときの疲労時や寝不足時に同じような症状が出現したことがある。勉強をしようと思ってもペンが震えてしまってうまく書けないため、パニック障害なのかもしれないと思い、内科外来を受診した。ペンの震えについて診察室で実際に見せてもらったところ、この日は普通に字を書くことができた。「ここ1週間はよく寝たからだと思う」と答え、「寝てない日に特に起こりやすくて、来週勉強しないといけないのでまた起こると思う」という。ぐっと力を入れると、震えるというか手が変にくねくね動いてしまって、力を入れないと手の動きを制御できないと言い、スマホで撮った動画を見せてもらったところ、アテトーゼといえそうな不随意運動だった。父、祖父にも、疲れたり睡眠不足になると同じ症状が出現したことがあるとのことであった。書痙のようでもあり、随意運動時に不随意運動が出現する常染色体優性遺伝の発作性運動誘発性舞踏アテトーシス（PKC）のようでもあるが、疲労や睡眠不足などのトリガーがあるのは発作性非運動誘発性

舞踏アテトーシス（PNKC）の要素もあるように思えた。血液検査、頭部MRI、睡眠時脳波に異常がないことを確認したのち、少量のラコサミドを開始し、症状は疲労時にも出現しなくなった。

「脆弱性（なさそう）＋身体因（睡眠不足）＋心因（テスト前）＝神経衰弱」となる。「普段は元気な大学生がテスト前に睡眠不足になり神経衰弱状態になった」ということは考えにくいので、もし、ここで睡眠不足以外の身体因がないとするのであれば、脆弱性に問題があると考えるべきだろう。しかし、この男性はある程度の知能がないと到底入れない大学の学生であり、発達障害の特性もなさそうで、まあ雑な評価だがごく一般的な大学生にしか見えなかった。もし、そうであるとすると、なにか特別な心因が実はあったか、それとも身体因が隠れているかのどちらかだろうと考えた。そこで、症状の"引き算"という脳内除反応の登場である。睡眠不足や疲労とともに動悸、嘔気、めまい、頭重感といった神経衰弱を思わせる症状が出現しているが、それらを"引き算"すると「書字時に手が変に動いて書けなくなる」という神経衰弱としては非典型的と思える症状が残る。企図振戦や、普通の書痙としても典型的ではなく、PKCを想起し、家族歴を尋ねると同様の症状が父と祖父にあった。

> パーソナリティの問題はあるかもしれないが、ひとまずここでは棚上げする。それに、後の章で説明するが、この「場」で心理的なアセスメントをするのは結構難しい。

JCOPY 498-22926

少量の抗てんかん薬で疲労時にも症状が出現しなくなり、神経衰弱の症状も消失した。

症例d2：引き算しても残る便秘

64歳男性。既往なし。頑固な便秘と発汗、立ちくらみ、頭重感、胃部の不快感、食欲低下、中途覚醒などを訴えて内科外来を受診した。焦燥感が強くまくしたてるように話し、こちらの質問はほぼ無視されて一方的に身体症状がつらいことについて延々と訴え続けた。同行した妻いわく、もともと生真面目な性格で、会社一筋で数十年やってきたが、定年退職することになり、引き継ぎ作業などを先週ちょうど終えたところだったという。症状はもう少し前から訴えていたが、特にここ数日は訴えが著しいとのことであった。退行期のうつ病と考え、精神科に入院させて抗うつ薬で加療したところ、いくつかの身体症状や、食欲低下、中途覚醒、心気念慮などは概ね改善したが、便秘は病棟スタッフから見ても顕著であり、発汗や立ちくらみは続いた。さらによく看護記録を読むと、夜間就寝時に大声を出したり、室内を歩いてベッドではない場所で寝ている日がしばしばあることがわかり、レビー小体型認知症（DLB）を疑った。MMSEは27点（計算を失点）、歩行は正常で筋強剛などもなかったが、Myerson徴候が陽性であった。頭部MRIは萎縮なし、血液検査上も異常を認めなかったが、脳血流SPECTで

第 3 章 心因反応の方程式 **69**

両側の頭頂葉後部から後頭葉にかけて血流低下を認め、DAT scan® では両側線条体の集積が低下しており、DLB を発症しつつあるのだろうと判断した。

DLB に限らず、認知症に先駆けて神経衰弱状態となることがしばしばある。高齢者に神経衰弱を見たときは背景に認知機能低下を引き起こしうる神経変性疾患がないか疑うべきである。本症例は、神経衰弱というよりは高齢者に典型的な心気念慮が強いうつ病と考えるべき症例であったが、治療により症状が"引き算"され、便秘と一部の自律神経症状が残存し、さらにレム睡眠行動障害を疑わせる症状があったことから DLB を想起できた。うつ病は心因反応ではないので本症例では方程式は使わない。症状の"引き算"の一例である。

これも難しい問題で、うつ病というものが一体どういう病気なのかが完全には詳らかになっていないために、はっきりしたことは言えない。しかし、特に明らかな原因もなく何年かに一度うつ状態を反復し薬や電気けいれん療法が著効するのもうつ病だし、パワハラを「心因」として過去の家族との葛藤が再燃してうつ状態になるものも今はうつ病と言われている。「うつ状態」というのはひょっとしたらバイオロジカルに均一な state なのかもしれないが、「うつ病」と呼ばれているもの、ないしは DSM-5 で「うつ病」と診断されたものが全く均一な疾患とはちょっと思えない。なので、この下線部は「この症例のようなうつ病は心因反応ではないと思われるので」とする方が正確かもしれない。

症例d3：心因反応ときちんと診断する

78歳女性。既往に高血圧。1週間前の脊椎の手術後に不眠、手がしびれるといった不定愁訴が出現したとのことで整形外科より精神科にコンサルトがあった。意識清明でよく喋る女性。手術後から不眠の訴えがあり、ゾルピデムを処方されたがせん妄状態となったため、翌日からリスペリドンに内服が変更となった。それでも眠れず、

不眠時薬を飲む回数が増えていた。3日前からは寝ていても左腕がしびれ、本人いわく「子どもみたいに寝ていられない感じ」がして、廊下に出てみたりホールに行ってみたりしたが改善しなかったとのことであった。リスペリドンによるアカシジアを疑い、不眠時薬をトラゾドンに変更したところ、左腕のしびれも、寝ていられない感じもその後出現することはなかった。

「手がしびれる」と本人は訴えたが、手術操作をしたのは腰椎であり"神経学的に説明のつかない"しびれであった。このように、"身体疾患から逸脱した症状＝不定愁訴"と見なしていると、重要な訴えを聞き逃すことがある。この症例は神経衰弱のゲシュタルトからは完全に外れている。単に術後から出現した「不眠」と「手のしびれ」の女性であり、それぞれの症状について詳しく尋ねるべきなのだ。お喋りな女性で話をなかなか切り上げてくれないタイプの方だったのも、陰性感情を煽る一つの原因であったのだと思う。これもそもそも心因反応ではないので方程式は使えない。

症例d4：むち打ち症は器質か心因か

32歳男性。既往なし。大手商社で営業をしている。飲み会の帰りにタクシーで自宅に向かう途中、後ろから別の自動車に追突された。意識は終始清明で頭部打撲はなく、頭頸部MRIでも異常を認めず、むち打ち症と診断

された。頸部周囲の痛みや手足のしびれ、めまい感、頭重感、意欲低下などが持続し、同時にできていたことができなくなるなど仕事が極端に遅くなった感覚があり、職場を休職した。気分の落ち込みや腹部膨満感、37℃台の微熱なども出現するようになり、精神保健福祉相談に来所した。精神科でフォローとなり抗うつ薬などを使用しているが改善に乏しい状況である。

外傷性頸部症候群（whiplash associated disorder：WAD）という概念がある。むち打ち後に、頸部痛、めまい、頭痛、認知機能障害をきたす患者群がおり、その一部はうつ状態や神経衰弱状態に近い症状を呈することがある。こういった症状が、脳器質因により起こるのか、心因により起こるのかという点については外傷性神経症の議論に関連して古くから論じられてきたことではあるが、心理的加重という観点からも説明してみせることはできるだろう。すなわち、むち打ちにおいても認知機能障害をきたすような微細な脳の障害をきたしており、それに加重して神経衰弱や反応性の抑うつ状態を作っているとする立場である。この症例を方程式にすれば「脆弱性（なさそう）＋身体因（むち打ち症の脳への影響??）＋心因（事故にあった、事故後に首が痛い）＝神経衰弱」となるだろう。

賠償が絡むデリケートな問題であり、どちらの立場に立っているとも表明しがたいが、心理的加重というものの見方からはこう見える、という仮定の話だと思ってほしい。

もちろん脳の障害をきたしているという根拠があるわけではないので空想の話だし、僕がそう主張しているわけでもない。

JCOPY 498-22926

症例d5：慢性化した不定愁訴

20歳女性。半年前からの微熱で内科外来を受診した。身体がだるい気がして体温を測ると、平熱は35℃台なのに、36.5℃から37.2℃程度の熱があった。最初に受診したクリニックでは、それは熱ではないと一笑に付され、検査もしてもらえなかった。しかし、次第に喉の痛みや舌の痺れなども出現、熱も38.0℃まで上昇することがあったため、いろいろな病院の内科外来を受診した。血液検査や血液培養、体幹部のCT、挙句にはPET検査まで行ったが明らかな異常を認めず、経過を見るように言われたが納得できずに内科外来を受診した。挿間性に呼吸をしたときに胸が痛い感覚や、歩いてお腹に響く腹痛などが出現したため、家族性地中海熱も頭をよぎったが、1カ月に5回も6回も発作があり、持続時間も数時間であったため、臨床像として非典型的であった。背景に身体因がある可能性がゼロではないにせよ、加重した症状の除反応を先に行うべきと判断し、時間をかけて説明したのちに抗不安薬や抗うつ薬を開始したが、どれも使用した直後から著しい身体の不調が出現したため、1週間継続して続けることができなかった。辛抱強く通院を継続してくれたが結局途中で通院を自己中断した。

なんとか向精神薬は飲んでくれたけど著しいノセボ反応がどの薬に対しても起こってやめてしまうというパターンは多い。そういうときは、「ではこの薬ならどうですか？」「薬はちゃんと言われた通りに飲んでください！」などとやっても意味があまりなく、そもそもこちらが提供している「身体疾患ではない」というモデル、もしくは「向精神薬で治療する」というモデルを患者が無意識に受容できていないと考えるべきである。患者によっては「身体疾患だ」という堅牢な思い込みを尊重させたまま、"病態生理"から考えれば効かないであろう本人の好む薬（リリカ®とか葛根湯とか）を処方して押し切る戦略をとることもある。こういう人は意外と継続して受診してもらっているうちに症状が軽快していくことも少なくないからだ。

「不明熱」を主訴に内科外来を来院する患者は多いが、長期に続く微熱の一部は心因性の高体温症である可能性が高い。こういった高体温が前景に立つ神経衰弱は精神科外来よりも内科外来で診ることのほうが圧倒的に多い。神経衰弱様の症状で始まっているが、目の前に現れたときには神経衰弱の典型的なゲシュタルトからは外れるような、胸膜炎・腹膜炎のような症状すら出現していた。高体温の臨床経験が豊富なリウマチ専門医とも細かくディスカッションをしながら診療に当たっていたが、身体疾患はまずないだろうという見解であった。本人の訴えには、ひょっとしてなにかあるかもしれないと思わせるような鬼気迫るものがあり、当時精神科1年目の自分の「ひどい内科の病気の人に抗うつ薬を投与するような見当違いの大誤診をしているのではないか」という自信のなさを強めてしまい、治療効果を減弱させてしまった可能性がある。本症例に限らず、内科外来では医原性に神経衰弱がこじれにこじれて、ドクターショッピングを繰り返すたびにわけのわからない表出となっていく患者をしばしば診ることがあり、そういう患者の治療導入は非常に難しい。医師が使いがちな「○○の可能性も否定できない」が、出現して間もない神経衰弱を増悪させ難治化する原因の一つであると考えており、自信が今一つもてない診断を下したと

とはいえ、このような漿膜炎様の症状を訴える人は少なくない。これまでは特に症状が固定し慢性化した人に起こる印象をもっていたが、今回、新型コロナウイルス感染症にまつわる心配が高じて出現した神経衰弱では、この胸膜炎様の症状が「息がしづらい感じ」という症状とともに早期から非常に出現しやすいと感じた。

JCOPY 498-22926

きも「もちろん世の中に 100％はないけど、個人的にはま
ずもってそうだと思っている」というような言 この説明については後述したい。
い方を患者にはするようにしている。

　こういう慢性化した人は方程式では語れない。脆弱性す
らおそらく最初と変質しているし、心因は日々の症状のつ
らさと過去の受診でなにもわからなかったがっかり感が雪
だるまのように膨らみ続けている。症状を引き算すると胸
膜炎・腹膜炎症状など本当に病気っぽい症状が残り、これ
はおかしいと思って調べてもなにもなく、それがまた本人
の心因になるという悪循環が永遠に繰り返されているのだ。

　ここまでは、心因反応でやってきた人のなかから、どの
ように身体因を特定するかということについて言及してき
た。以降の章では、仮になにも身体因がなかったときに、
あるいは身体因があるかもしれないがわからないときに、
どのように関わっていくかということについて考えていき
たい。

第4章

メスの深さ

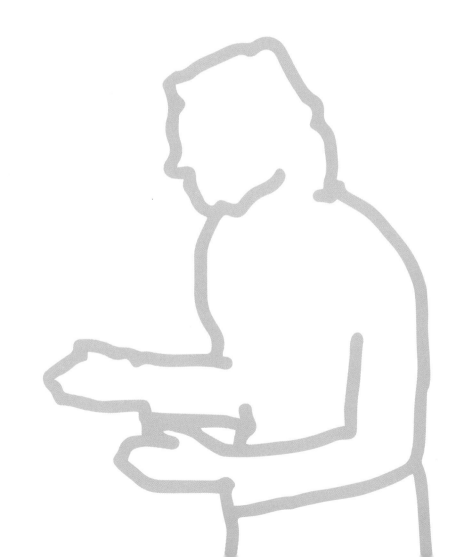

さて、ここまでは**心因反応の背景にある身体因を見抜く**という観点で話をしてきた。この「一見するとAに見えるかもしれないけれど、Bを見逃すな」という構文は、医者にとっては非常に馴染み深くわかりやすいものだろう。いつの時代からなのか知らないが、そういう構文を使ってものを言いなさいと我々は教わり、症例検討会を聞いても医学書を読んでも、ピットフォールだとかクリニカルパールだとかなんとかバイアスとか言いながら、結局はこの「うわー、Aだと思ったらBだったのか！」というトリックアートに力点が置かれてプレゼンテーションがなされてきた。当然のことながらこういう情報に大量に曝露すればするほど、このトリックアート周りに興味が集中し、「Bを見逃す」という文脈に強く反応するようになる。その結果「もしAだと思って精査をせずBを見逃したら取り返しがつかない、罪深い」という意識が強まる一方で、「もしAだと思って精査をしてBじゃなかった」という状況についての考察は置き去りにされているのが今の現状ではないかと思う。

　本書で言えば第1〜3章は「単なる心因反応だと思っ

JCOPY 498-22926

て精査をせず身体因を見逃したら取り返しがつかない、罪深い」という話だが、ここからは、「身体因があると思って精査をしたらなにもなくて"単なる"心因反応だった」という状況について述べたい。「なんだ、身体因がなにもないならよかったじゃないか、精神科／心療内科に行けばいい」と思うかもしれない。しかし、その主張の裏に透けて見えるのは「身体因を見逃して患者の予後を悪くすることがないようにきちんと検査をすべきだ」という、ごく当たり前でまっとうな思考が、「Bを見逃すな」教育により偏ってしまい、「身体因が否定できたのであれば、患者の症状がどうなろうが知ったことか」という思考へと変化した図式である。

　少しわかりにくいだろうか。映画では、巨大な怪物が東京都内に出没し、人を食べたりビルを破壊したりすると、同じくらい巨大なヒーローがやってきて、怪物と死闘を繰り広げる。その際、怪物の攻撃で吹き飛ばされたヒーロー自身も不可避にビルを破壊したり人を潰したりしており、さらにヒーローの必殺技が怪人を爆砕せしめたとき、現実には近隣住民や建造物なども同時に爆砕しているはずである。しかし、映画ではヒーローが殺した人の話や壊したビルの話に焦点が当たることは決してない。「Bを見逃すな」の話はこれに似ている。つまり、「Bを見逃す」という絶対悪の怪物を滅ぼすストーリーを過剰に美徳とするあまり、

その過程でヒーローが破壊したビルの修復や殺した人への弔いといった、ヒーロー自身が不可避に起こしてしまった罪への注意が無視されてしまっていると思うのである。

さらにわかりにくくなってしまっただろうか。一言で言えば、**身体因を見抜くという態度で心因反応を診ることにも注意すべき点がある**ということを言いたいのである。このことには、心に入れるメスの深さが大きく関係している。

診療をする際、どこまで精神的／心理的に立ち入った介入をするか、というのは診療を行う際に考慮すべき一つの視点だと思う。例えば、内科外来では、初診患者の家族構成や恋人の有無、親との関係といった「立ち入ったこと」は普通聞かない。診断や治療、あるいは入院や病状説明に際して聞かざるを得ないことはあるだろうが、立ち入らずに済むものであればいたずらに尋ねることはしないだろう。つまり、内科外来というのは「心にメスを入れない」ことを前提とした場であり、少しメスを入れざるを得ないときは医者にも患者にも緊張感が走る。一般の精神科外来は、ある程度メスを入れられることを覚悟して患者もやってくるし、内科外来よりは「立ち入ったこと」を聞くことになるが、ほとんどの場合、治療は薬物療法という「立ち入らな

い」治療に加えて、傾聴・受容・共感、そして現実的なアドバイスに終始するので、実際のところは心に入れるメスはそう深くない。ここから例えば心理士の先生に面談をお願いしたり、精神療法を行ったりする場合は、もっと「立ち入ったこと」を聞くことになるので、一般の精神科外来よりは入れるメスが深くなる。このメスの深さについては、以下の3つのことを整理してみたい。

①医者も患者も場に見合ったメスの深さを知っている

「内科ではメスを入れられないが、精神科 /心療内科では深くメスを入れられる」というなんとなくの印象は、内科医と患者の間で一致している。

> 精神科医は「内科ではメスを入れられず、普通の精神科で入れるメスは浅く、精神療法では深い」などと思っていることが多い。もちろん精神療法といえども段階があるし、こうなってくると「深い」ってなんだよという話になってくる。

②場にそぐわない深さでメスを入れると、患者は治療の場に留まれなくなることがある

後述するが、内科で細かく生活歴を聞かれたり、向精神薬を処方されたり、「精神科 /心療内科に行くように」と予告なく言われるというのは、患者からすれば場にそぐわず深くメスを入れられる状況であり、猜疑心・不信感・そんなはずはないという怒り・見捨てられた感覚などを生むことがある。その場合、治療の継続が難しくなることがある。

③メスの深さが時に応じて浅かったり深かったりすると、患者は混乱する

　診断的治療を行うものの身体疾患であることがはっきりせず、心理療法などを導入して様子を見てみるものの、よくならずに心配になってまた別の身体疾患の精査をする、といった状況である。身体症状に固執したり、反応が増悪することがある。このことは第6章で詳しく扱いたい。

　さて、**身体因を見抜くという態度で心因反応を診ること**というのは、言い換えれば**後でメスの深さが変わることを考慮していない態度**ということもできる。身体医学を専門とする診療科を受診し、「Bという病気の可能性があります」と言われてガンガン検査をされ、最終的に「あー、よかった。なにもありませんでしたから精神科にどうぞ」と言われたらどう思うだろうか。あるいは「最近ストレスとかってありますか」「家族との関係は悪くないですか？」などと突然尋ねられたら。それはただ「病気じゃなくてあなたの心の問題です」というメッセージとしてしか受けとられないだろう。当然精神科/心療内科の受診には繋がらない。場に合わない深さのメスは、予告なしに入れてはいけないのだ。

　器質か心因かわからない臨床状況というのは、すなわちメスの深さが定まらないということである。この場合、こ

「Bだったら症例報告できたのに」などといった心の声もあるだろう。

JCOPY 498-22926

の患者の診療を継続するためには、できるだけメスを深く入れる可能性についてなるべく早い段階から患者と話し合っておく必要があるだろう。神経救急の場で器質のようにもヒステリーのようにも見える患者を診ることや、内科外来で神経衰弱を診る難しさはここにある。

　次の章からは、場面別に「身体因のなかった患者の診療を続けるための方法」について述べていきたい。

第 5 章

"病気"でないことの伝え方

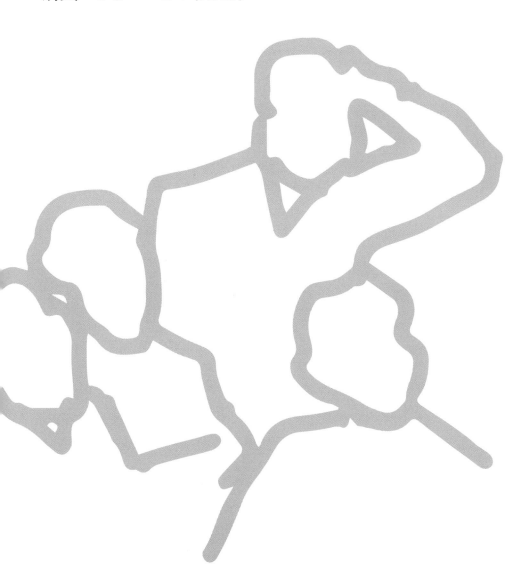

"病気"でないことの伝え方

内科外来においては、けいれん発作や運動麻痺などの急性の心因反応よりも、むしろ慢性の心因反応である神経衰弱の患者を診ることが圧倒的に多い。

内科医が自分で患者を抱えて治療をしても、精神科医／心療内科医に紹介してもいいと思うのだが、治療に繋げるというところまではやはり内科医の仕事だろう。しかしどう繋げるか、という話は僕が書くまでもなく、過去の臨床家が残したよい論文や書籍があり、そちらをどうぞ参照してくださいとしてもよかったのだが、時代によって医師が共有している当たり前の感覚が違ったり、診断の仕方、ものの見方が変わっている可能性はあるので、一応今の時代に内科外来をやっている精神科医として、治療に繋げる方法について考え、記してみたいと思う。

前章を読んでいただければわかるように、内科外来を受診した患者に精神科／心療内科を勧めるという助言は、メスの深さが大きく変わるという点において、「呼吸苦で呼

吸器内科を受診したけれども心不全があることがわかったので循環器内科の受診を勧める」といったことと本質的に大きな違いがある。

　内科外来というのは、一般に**身体症状のある患者が、自分はなんらかの身体の病気に侵された**という自覚をもってやってくる場である。つまり、患者は、心や精神に言及されることを前提としていない。患者の多くは、**身体のどこかが「病気」により物理的に故障してしまい不調をきたしている**と考えているわけである。**この当たり前かのようにも思える前提を踏まえることが、後に精神科／心療内科で加療される際の予後を左右する**ことをまずはよく理解したい。

　次に、患者がどれくらい身体の病気に侵されていると確信しているかということを評価する

精神医学の言葉では、どれくらい心気的か、と言い換えられる。

必要がある。簡単にいえば、「検査の異常はなんにもなかったですよ、よかったですね」と伝えれば「あーよかった、先生が言うなら安心だわ」といってその後も平穏無事に暮らせる人なのか、「そんなはずはない、じゃあこの身体がつらいのはなんなのだ」となる人なのか、ということである。これは、検査をする前に評価しなければならない。

　最も自然に、この評価を行う方法は受療動機と解釈モデルを尋ねることである。これ、皆さ

「症状をどう思っているか」でよいのだが、初期研修を経た医者に広く膾炙しているワードなので使用してみた。いちいちこんな単語作らないでいいのに！と思うことが多い。

んしているだろうか。医者になったばかりのころはしてい
たけれども、今は全くしていないという人もいるかもしれ
ない。例えば「2カ月くらい前から喉のあたりが変なすぼ
まった感じがして、胃の調子も悪く、手もしびれる」と訴
える患者がやってきたとする。ここで「（2カ月も前から
症状があるのに）今日になって受診しようと思ったのはど
うしてですか」と受療動機を尋ねることで、視野は大きく
広がる。「様子を見ていたがどんどん症状が増悪してきた」
なのか「友達に相談してみたら△△病という難病の症状に
似ていると言われてにわかに不安になって受診した」のか、
「クリニックを何軒も受診したのになにもない
としか言われなくてマトモなところを受診しよ
うと思った」のか、「天気もいいし暇だったの
で今日あたり一度先生に診てもらわなきゃと思
って受診した」のかで大きくその後の診療プラ
ンは変化する。受療動機を尋ねたら「ご自身で
は心当たりはありますか」「どうしてこんな症
状が出たと思いますか」などと解釈モデルも同
時に尋ねるとよい。「怖い病気があるんじゃな
いかと思って」なのか「調べたほうがいいのか
先生に相談しようと思って」なのかでまた大き
く診療プランは変わるだろう。

第2章でも散々述べたが、患者の病態
以外の要素が見えなくなると「検査前
確率が高ければ検査を出す。低ければ
出さない」以上のことが考えられなく
なることがしばしばある。それは前提
であり知らずに診療することはできな
いが、診療というのは生身の人間を相
手にしているので、種々の診療をとり
まく要素により、診断推論上はベスト
ではないかもしれない判断をせざるを
得ない場合がある。話は急にずれるが、
「科学的根拠をベースに、制限時間の
ある今この瞬間に最良と思われる手持
ちのカードを切る」行為が臨床であり、
こういった能力を高めるのが初期研
修・後期研修の目的だと個人的には考
えている。

さて、結局のところ、自分が病気なんじゃないかと強く

88

心配していて、検査をしてほしいと思っている患者は、検査をせざるを得ないことのほうが実際は多いだろう。「あなたのおっしゃるような症状は身体疾患の可能性はありませんから、検査をしません」と伝えるのが医療経済的にも、診断推論的にもあるべき姿だと主張される先生がいるのはわかるし、圧倒的に正しい。私はそうやって患者をいつも納得させていますよ、という人もいるかもしれない。もちろん「なるほど先生がそうおっしゃるなら安心だ」という患者も一定数いるだろう。しかし、本当に身体疾患が心配な患者はそうは思えない。「じゃあこの症状はなんなのだ」「検査もしないで決めつけるなんてヤブ医者だな」「いくら訴えても強く正論を言われるだけだし、この人と話をしていても埒があかないから別の診療所に行こう」と考え、診療所をハシゴすることになり、治療抵抗性の神経衰弱を作り出すだけである。つまり、「先生がそういうなら安心」程度の病気の心配をしている人には「説得療法」で安心を与えることができるかもしれないが、過剰に病気の心配をし、検査を求めている患者には、その場の正論で「説得療法」をして形の上では目の前から患者を消すことはできるかもしれないが、結局そのような患者は治らない神経衰弱になって内科を何軒もハシゴした挙句に精神科に何年も通うことになる可能性があるのだ。

さて、検査をせざるを得ないのはいいとして、患者の望

む検査をただすればいいのかというとそうでもないのが難しいところである。病気の心配があまりに強く、自分が病気だと信じている患者は、そもそも検査異常がなかったとしても安心してくれない。「異常がないので様子を見てください」と強く言っても、「じゃあこの症状はなんなのだ」「この程度の検査だけで決めつけるなんてヤブ医者だな」「いくら訴えても強く正論を言われるだけだし、この人と話をしていても埒があかないから別の診療所に行こう」と全く同じ反応を見せて次の診療所に行ってしまう。

　さて困った。こういう場面は誰もが経験があると思うが、ここで窮地に陥った医師が、治療抵抗性の神経衰弱を作り出す可能性のある、あまりやらないほうがいい内科外来での行動というのを挙げてみたい。

あまりやらないほうがいいこと

1. 病的意義のない検査異常と症状を結びつけて説明する

　なんとかして目の前から患者を消すために、病的な意義をもたないような検査異常と症状を結びつけるような説明がなされることがある。例えば、γ-GTP のわずかな高値を指摘して、胆道系に異常があるかもしれないから消化器内科に行ってみたらどうだ、と助言するような態度である。患者はその助言にすがり消化器内科を受診し、胆道系には

異常がないという説明を受けて「ではこの症状はなんなのだ」という身体症状への固執を強くしてしまう。γ-GTPの上昇と症状には明らかに関係ないことがわかっているのにこういう説明をしてしまうのは無責任であり褒められたことでははない。

2. 身体疾患「風」の病名をつける

「自律神経失調症」とか「Medically Unexplained Symptoms という現在の医学では説明のつかない病名です」といった身体疾患「風」の「病名」をつける行為は、「わたしは難病なんだ！」という気持ちを強くし、ますます身体症状への固執を強くする。

他にもいろいろ思い浮かぶがあえてここでは書かない。

「自律神経失調症」とか「MUS」というのはまあそうなのだけれども、こういった「名前をつけて身体疾患と思わせる」ことで、日ごとに患者の「病気」のイメージは突飛な方向に膨らんでいき、ことあるごとに「わたしは MUS という難病を抱えて何年も闘病生活をしてまして」などと言うようになる。身体難病を抱えて闘病生活を送っていると思い込んでいる人に「心療内科に行け」とか「向精神薬を飲め」と言っても納得できないのはすぐにわかるだろう。のちに治療が非常に難渋することになる。

3. 否定できない病気があることを伝える

　患者に正確な事実を伝えることは重要だが、なにもかもを伝えるのがよいこととは限らない。薬剤を処方するときにすべての副作用を説明しないと訴えられたときにどうするんだとか、あとでサルコイドーシスだとわかって訴えられたらどうするんだとか、訴訟のことを心配するあまり「今日の検査では異常はありませんでしたが、××病の可能性は否定できません」と予防線を張ることで、こういった患者はその否定できない病気のほうが気になるようになってしまう。つまり、身体疾患だと思っているのに異常がないと言われ、さらに××病の可能性はあると言われているわけだから、その××病である可能性が今度は気になるようになるのは無理もないだろう。

4. とりあえず精神科／心療内科を紹介する

　患者は**身体のどこかが「病気」により物理的に故障してしまい不調をきたしている**と思って内科外来を受診しているわけである。それを前提として考えるという話を先に述べた。そうすると、「心の問題かもしれないから精神科／心療内科にかかってください」という助言は普通は受け入れがたい。「身体の症状がこんなにひどいのに、心の問題なはずがないだろう」と思うわけである。さらにこの提案は「なんらかの病魔に取り憑かれたことでこのような身体

JCOPY 498-22926

症状が出現してしまったのだ」という患者の考えを真っ向
から否定し「お前のせいだ」「お前が自分で病気を作って
いるんだ」というメッセージを不可避に患者に与えてしま
うことが多い。ろくろく説明をせずに向精神薬などを処方
するのも同じことである。

　では、身体の病気の心配が強い人には一体どうしたらい
いのだろうか。以下に大切だと思うポイントについて述べ
ていきたい。

大切だと思うポイント

a. 患者の訴えをよく聞き、事実レベルではなくメタレベルで
　応答する

　「こういう患者はいつまでも話し続けるから
途中で遮らないと話が終わらない」と思う先生
がいるかもしれない。実際そういう人はいるが、
ほとんどの患者は遮らずに話を聞いていると数
分程度でいったん沈黙する（ないしは話す圧が
弱まる）。遮りたくなるのは患者がたいてい著
しくヘンなことを言うからであるが、それこそ
が患者の思う自分を苦しめている病気のイメー
ジであったり、これまで受診した医療機関への

> 躁状態の人の言葉を遮らなければ何時間でも喋り続けるが、躁状態の人が内科外来に身体の症状を訴えにくることはまずない。

> うまく説明できないが、圧が弱まるのである。そこはいったん遮っても問題ないと僕は思う。逆にそこでこちらが話し始めないと、患者は話を促されていると思って別の話題を話し始めたり、同じ話をひたすらループしたりする。

> そして当然その思いは今後こちらに向けられることもあるわけである。

思いであったりするのである。例えば患者が「わたしは MUS という難病にかかっていて身体のあちこちが痛いのでロキソニンを毎日飲んでいて……」などと話し始めたときに「いやいや MUS はそもそも病名じゃないし、身体の病気じゃないですよ。ロキソニンを飲んでも効かないし、毎日飲むのは腎臓によくないからやめておいたほうがいいです」などというのが事実レベルでの訂正である。こういうことをつい「言ってやりたくなる」のはよくわかるが、こんなことを言ったところで「えええええ、MUS って難病じゃないんですか！　よかったー」とは絶対にならない。メタレベルで反応するというのは、**話題の内容に照準を合わせるのではなく**、苦しそうに自分の症状を延々話し続けているという患者の**様子・体験に照準を合わせて**「そういうつらい症状がずっとあって、**苦しかったんですね**」とか「いろいろな病院に行って検査をしたのにろくに説明もしてくれなくて、**がっかりしてしまったんですね**」といった反応をすることである。「この先生なら理解してくれそうだ」「ここでならなんとかしてくれるかもしれない」という気持ちは過剰な期待にも繋がりうるが、まずはそう思ってもらわない限りは先には進めない。

こういう話になってくると、ごくごく一部（もちろんすべてではない）の医者クラスタがウィー・アー・ザ・ワールドを歌いながら「心に寄り添う」とか「全人的に支える」とか言い出したり、そうではない医師が「ああ、精神科的なヤツね」といきなり興味を失ったりする現象があるが、そういう話ではなく、内科外来に頻繁にやってくる患者に対処する技術について単に今伝えている。誰も心に寄り添えなどと言ってはいないことに留意されたい。

これはこのあと精神科/心療内科に紹介するにせよである。

JCOPY 498-22926

b. 検査をする前に検査異常がなかったらどうするかを尋ね、
　先に心身相関の説明をしておく

　患者は症状の原因を知りたくて検査を希望するわけである。これには一般的な範囲で応じるべきであろうということは前述したが、例えば「PET 検査をしてほしい」「○○病の遺伝子検査をしてほしい」といった特殊かつ高価で本当に疑わない患者には決してしない検査には基本的に応じるべきではない。しかし、検査をしても「異常がない」と説明するだけでは患者は納得できないという話もすでに述べた。こういった患者は、過去の受療歴などから検査をする前にすでになにも異常がないことが医者にはわかっていることが多い。この場合は、**検査をする前に、本人に「もしもこの検査でも異常がなかったらどうしましょうか」と話し合っておくことが、この後の展開によい効果をもたらすことが多い。**

　患者は検査を提案されるたびにその検査にすがるような気持ちというか、ヘンな話だがなにか異常があってくれという気持ちを抱いている。それは「症状の原因が見つかれば対処法があり苦痛から解放される」と考えているからであり、検査異常がないと告げられるたびに「今回も異常がなかった……」とがっかり感を深めるのである。なので「この検査はぜひにやろうと思うが、私の考えではこの検査にも異常がないと思う」と先に「予告」しておく。当然

「ではこの身体症状はどの検査をすればわかるのだ」という話になるので、その時点で、「あなたの身体症状は、どれだけ検査をしても異常が出ないかもしれないタイプのものかもしれない」と説明し、心身相関の話に繋げていく。

　心身相関の説明はとてつもなく難しい。身体症状への固執を強めるため「身体疾患風の病名をつけてはいけない」と先に述べたが、内科外来という前提のもとで「精神科／心療内科的問題とただ伝えてもいけない」とも述べた。じゃあどうしたらいいのだという話である。**「異常はない、精神科／心療内科に行け」と繰り返し言われ傷ついてきた患者は、「こころの問題」と言われることに非常に敏感であり、**わずかでもそのニュアンスのこもった言葉だと思うと「結局先生も精神科に行けというのか」とがっかりしたり、怒りを覚えたりしてしまう。なので、心身相関の説明をするときは、「こころ」「ストレス」「精神的」「心理的」といった言葉は、とてつもなく注意しながら使わなければならない。

　一つの提案としては「**身体疾患風の"病態"をもっているが、非身体疾患だ**」ということをそれぞれのやり方で説明するとよいと思う。身体疾患風の「病名」を伝えるのは「病態不明」の「身体疾患」だと伝える行為であり、あたかも未知の病魔に襲われたかのような印象を与えてしまう

実際のところは「精神科という専門性が適した病態だ」と言われているだけなのであるが、「精神科の受診を勧められる」という提案を、「頭がおかしいと思われた」などと侮蔑的に感じやすい人が一定数存在する。そういう人の症状をどのように治療するかという話である。

JCOPY 498-22926

がゆえ治療的ではないが、「病態がわかっている」「非身体疾患」だと伝えることは病状の悪化に繋がらず「そういう説明は初めて受けた」という反応が得られることが多い。

> まあ生物学的な基盤という意味での病態はよくわかっていないのだが、「仕組みがわかっている」くらいのニュアンスである。

　「非身体疾患」と伝えることで「こころの問題ってことですかっ」と反応されることがある。その通りなのだが、ここは素直に「そういうことです」と伝えないほうがよい。「あなたの思っている身体疾患とは違う仕組みで調子が悪くなっているのです」ということを丁寧に説明する。個人的に採用している伝え方としては、胃痛であれば「胃が物理的に故障している」わけではなく「胃の痛みを司る脳に機能的な不具合が生じている」と伝える。この脳も、脳梗塞のように物理的に故障しているわけではなく、あくまで機能的な故障、誤作動のようなもので、その原因は心身の疲労や睡眠不足、無理のあるライフスタイルであると説明し、心因に相当するものが身体症状の原因だと結びつける。

> ここでも「ストレス」と言ってしまうと「ストレスはありません！」と反応されてしまうことがあるが、ここまで説明したときの相手の雰囲気で、「ストレス」と言っても大丈夫だろうなと確信できるときもある。

　ここまで話した時点で、確かにそうかもしれない、と思え納得してくれる患者も一定数いるし、怪訝な顔をしている患者も当然いる。「とはいえ、まだ身体疾患の可能性もありますからこの検査だけは見ておきましょう。でもそうだな、数としてはそうでない患者さんのほうが多いのでこっちの可能性も考えておいたほうがいいかもしれないです

ね」などと伝えておくことで、「**病状を理解してくれたう
えで、身体疾患の可能性も、そうではない可能性も中立に
見ている医師が、そうではない可能性もあるかもしれない
と言っている**」という印象を与えることができる。

医者になって1週間も経たないうちに
総診の外来で國松先生にこれを習った。

当然すべての身体疾患を否定できるわ
けではないので、言い切ってしまって
あとから身体疾患だとわかったらどう
しよう、訴えられたりするだろうか、
などという不安は常につきまとうこと
になる。しかし、ここで身体疾患の可
能性にbetする率を高くすればするほ
ど、経験的に患者は身体疾患への固執
を強めていく。ここのやり取りは本当
に難しい。相手をみてやりちょっと
危ないなと思ったときは「同時進行で
みていきましょう」とか「検査が出揃
うまでは両方の治療を始めてしまった
ほうがよいと思います」などと咄嗟に
言うことも多く、決まり切った回答な
どというものはない。その場で毎秒判
断するという行為が重要になってくる。

結局こう言ってしまうと、もし〇〇病
だったら「僕」の責任になってしまう
じゃないか、と思う人がいるかもしれ
ないがそんなの当たり前だろう。上述
のように身体疾患へのbetの率を高く
すればリスクは低下するが、治りは遅
くなる（とほぼ確信している）。少し
ずつリスクをとりながら、「この人に
はこれくらいまでいけるだろう」とい
うラインを自分の感覚のなかに育てて
いくという営為をせずに、一律に「〇
〇は否定できない」と言っているだけ
では永遠に診療技術は向上しないので
はないだろうか。

c. 身体疾患ではどうやらなさそうと伝え、
　　心身相関の可能性についてもう一度一緒に考える

　さて、当然検査は正常である。「心配した身
体疾患ではなく、命の危険があるような怖い病
気じゃなくてよかった」とまずは伝えたい。
「〇〇病は否定できない」が禁句であることは
前述したが、そうは言っても〇〇病だったらど
うしようと思う先生もいるかもしれない。しか
し、「絶対に違うと言い切れない＝〇〇病は否
定できない」ではない。「この検査が正常なら、
僕は身体疾患ではないと思います」と力強く言
い切ることが重要である。「身体疾患の可能性
はない」と「〇〇病は否定できない」は矛盾す
るが、「僕は、身体疾患だとは思わない」と
「〇〇病は否定できない」は矛盾しない。

　すると次に伝えたいのは「身体疾患じゃない
とすると、この間（あるいは先ほど）説明した、
こっちのメカニズムの可能性が高いのではない

98

か」ということである。ここまでの流れがうまくいっていると「一応は」納得してくれることが多い。それでも納得できない患者も、「今までこちらの治療に全然取り組んでこなかったわけだから、なにもしないよりは、やってみる価値があるんじゃないですか」などと説明すると大概「一応は」納得してくれる。

　そうはいっても、この苦痛を伴う著しい身体症状が身体疾患じゃないというのは患者にはにわかには信じがたいものであり、だからこそ「一応は」なのである。ここへの抵抗は治療が始まった後に生じてくるが、とはいえここまでくれば治療を導入することができる。

d. 精神科 / 心療内科を紹介するにせよ、自分で治療するにせよ、引き続き関わることを伝える

　内科外来でそのまま抱えるのは御免だという人は遠慮なく精神科や心療内科に紹介してもらって構わないが、ここまでのお膳立てはぜひしてもらいたい。しかし、紹介する場合、もしくは自分で抱えて向精神薬などを投与する場合の両方にまたハードルがある。それは、ここまで話したうえでも「じゃあ精神科 / 心療内科に」と言うと、「なんだいろいろ言っていたけど結局こころの問題なんじゃないか」と裏切られたような、見放されたような感覚を患者に与えてしまうことがある。治療導入はできればそのまま説

明した医師が行うのが理想ではあるが、そうは言ってもそこで向精神薬を処方しようとするとまた「なんだいろいろ言っていたけど結局こころの問題なんじゃないか」となってしまう可能性があるので、以下の二つのことを説明する。一つは「あなたの病態は非身体疾患ではあるが、身体症状があり内科の範疇でもあるので、私が引き続き診療をする（紹介する場合は「引き続き外来に様子を見せにきてください」と予約を取得する）」。もう一つは、「脳の機能を扱うこの領域は精神科／心療内科の先生が得意としており（自分で診る場合は「脳の機能を調整する薬」が効果を示すことがあるなど）、私だけでなく精神科／心療内科の先生の外来にも同時に通院してもらいたい」ということである。

患者を騙してはならないし、嘘をついてはならないが、正直なところ、場に見合うメスの深さで説明しないと導入が本当に困難になることを内科外来で何度も経験した。一方で、とりあえず精神科に行ってみなさいと言われて僕の精神科外来にやってきた猜疑心バリバリの人も、精神科外来という場であれば、きちんと病悩を伺ったあとで「心理的な葛藤とかで身体に症状が出る人ってたくさんいるんですよ」「身体表現性障害っていうのがこのアメリカの精神医学

身体疾患「風」の病態を使って非身体症状だと説明するというのが今の自分の答えである。

猜疑心バリバリであっても「精神科にやってきた」という時点で selection bias がかかっている。内科→内科→内科→内科→内科→内科→……と何年も延々と渡り歩いている人が少なからずいるのである。

身体症状症よりはまだ好きな名前である。身体症状症って。

の診断基準にも書いてあって」みたいな説明でもあっさり
納得することが多く、場に見合わないメスを振るうことが
いかに緊張感を伴うかというのを感じている。

第 6 章

動揺が症状に影響を与える

動揺が症状に影響を与える

　前章では、内科から精神科 / 心療内科に紹介されること
の多い神経衰弱について、場に見合った深さのメスを入れ
なければならないという話をした。この内科で診る神経衰
弱について独立した章として設けたのは、「内科外来にお
ける、"病気のない"患者と医者」という構造が、内科医
であれば誰もが経験しうる「よくある」状況で、
扱うのが難しいのは事実だが、動く要素が少な
く、ある意味ではなにが起きているかを考えや
すいからである。

登場人物が少なく、場所も一定の密室
劇みたいなものである。

　本章はもう一つの「器質か心因か」を巡る代表的な状況
である、急性の心因反応について、メスの深さ
の他に考慮すべき要素として、診療をとりまく構造の動揺
が、症状に及ぼす影響について考えていきたい。

大ヒステリーの話をしようとしている。

　心因反応のなかでも、神経疾患を擬態したよ
うな種類のものは、周囲をぎょっとさせるほど
真に迫るものも多く、「ただならぬ事態」とし

意識消失、もうろう状態、けいれん、
両下肢麻痺など。

JCOPY 498-22926

て救急外来に搬送されることも少なくない。この「ただならぬ事態」と周囲に与える感覚が重要で、**患者をとりまく人間のうち誰かが「ただならぬ事態」だと思っているうちは、症状が続く可能性がある。**

　精神科医がこういった症状の出現する仕組みを説明するときに「疾病利得」という考え方がよく用いられる。やや雑だが簡単に言えば「症状があることで得をする状況」があるときにこういう症状が無意識に出現するという説明である。疾病利得はここまで使われてきた言葉でいえば「心因」の一つであり、心因反応の一つの原因である可能性はあるが、疾病利得だけですべてが説明できるかどうかということについては慎重でなければならない。

あくまで無意識であって、意図してやっているわけではない。

　神経疾患を擬態したような「心因反応」が出現したとき、もしくはそれが「器質か心因か」わからないときは、身体因を探索するという第1～3章で扱った考え方で患者を診るとともに、もしその症状が「心因反応」だとすれば、心因の除去を試みたうえで、場にそぐわない深さのメスを入れていないかには慎重になりつつ、**それ以上その「心因反応」が出現しないように配慮する**という視点が重要である。

具体的には、**患者をとりまく構造（人間、もしくは環境）のどこかが、患者の症状に種々のレベルで「動揺していないか」**どうかを俯瞰した視点で見ていく。患者をとりまく構造というのは、例えば患者の家族かもしれないし、患者の職場かもしれないし、診療を担当している医者かもしれないし、病棟かもしれないし、医者の上級医かもしれないが、その**「動揺」は、広義の疾病利得として患者に敏感に察知され、症状を持続／増悪させる理由となりうる。**逆に言えば、周囲の構造を安定化させることは、本人の症状の安定に繋がりうると言える。

これが俗にいう「環境調整」というやつである。

　一度心因反応を抑えても、反応が出現する閾値を越えやすい状態でいる間は、何度でもその心因反応は起こる可能性がある。こういう患者は、普段から脆弱性＋身体因＋心因の合計点が、心因が0点でも（つまり脆弱性＋身体因だけで）閾値を越えそうになっているわけで、脆弱性の問題を解決するか、身体因を解決するかしなければならない。脆弱性の問題が、主に患者のパーソナリティに基づくと思われるとき、次に行うことは精神療法の行える精神科医、もしくは心理士がいる精神科への紹介である。一方これが身体因であれば、特に可逆性の身体因であれば、身体医学の外来であっても解決し得る可能性がある。

代表的なものは、ウイルス性疾患やその他の全身疾患、そして心身の疲労である。

JCOPY 498-22926

わかりにくいので具体例で考えていこう。

症例1（職場の動揺）

24歳男性。広告代理店に勤務しているが、2カ月前に最も忙しい部署に異動になってから、残業が続き睡眠時間も確保できない日々が続いていた。ある日、大きなコンペのプレゼンに向かうため駅を歩いているときに急に倒れ呼びかけに返答しなくなった。1分程度で目覚めたが、ぼんやりしたいつもと違う様子でうろうろ歩き回り、10分ほどかけて徐々にもとの様子に戻った。本人は歩いていたところまでしか覚えていなかった。その後、たびたび仕事中に同様の症状が出現し、何度かは救急搬送されたが、ERに到着したころにはすっかりもとの様子に戻っており、検査されずに帰宅になった。てんかんの疑いで総合病院の脳神経内科を紹介になった。血液検査、頭部MRIは異常なく、脳波では睡眠時にも明らかな突発波はなし。覚醒の速さからもてんかんは否定的とされて、心電図やホルター心電図など失神の精査もされたが異常なく終診となった。しかし、症状は仕事中のみ繰り返し出現し、その度に救急搬送された。たまりかねた職場の上司と本人が、もっと詳しい検査を希望されて、内科を受診した。「お話を伺う限りはやはりあまりてんかんらしくはない部分が多い印象を受けましたが、再度検査をしてみましょう」と話し合った。一方で、てんかんではない発作の可能性もあり、その場合は過労やストレ

スが原因になることもあると説明し、1カ月間の休職を指示したうえで、毎週受診してもらうこととなった。その間に非発作時の脳波は繰り返し測定したが、やはり突発波は認めなかった。休職後からは完全に発作がなくなり、1カ月休職ののち異動前の部署に復職したが、その後も発作が出現することはなかった。

意識の消失、その後のもうろう状態が、果たしててんかんの症状なのか、心因反応なのか、という話である。方程式に当てはめるのであれば、「脆弱性（？）＋心因（新しい部署・多忙）＋身体因（心身の疲労）＝意識消失＋もうろう状態」となるだろう。

"心因性"に、普通は脳器質疾患で出現する非運動症状を呈することがある。失神、健忘、もうろう状態などが典型的である。得てして器質か心因か判断するのが難しい。

まずは、多忙なだけで普通の青年がもうろう状態にはならないだろうと考え、そもそもこのもうろう状態は心因反応ではなく、心疾患（の失神後）や側頭葉てんかんの症状なのではないか？と考えるか、別の身体因が加重しているのではないかと考えるところだろう。この視点で考えるというのが第1〜3章で強調した点である。

しかしこの患者は、一度きちんと脳神経内科で検査をされているのにも関わらず、発作症状が繰り返し出現し続けた。次に考えたいのは、この患者をとりまく構造についてである。この患者の場合は、まず会社と会社の上司が、大事な場面で発作を起こし、救急車騒ぎを起こしてしまう患者の発作にとてつもなく動

側頭葉てんかんかどうかは自分のなかで詰めたほうがいいが、ほぼ同時進行でてんかんではない可能性も考え始めないといけない。

JCOPY 498-22926

揺していた。「なぜか」救急搬送されても脳神経内科を受診しても薬の一つも出ないし、よくならないどころかどんどん増える「てんかん発作」に、どのように対処すればいいかわからないと困り果てていた。この会社の動揺は、患者の症状が安定しないことと関係があると思われる。

　どのような作戦も立てられる状況だが、まず患者の病態に目を向けるという視点、つまり本書でいう方程式を考えるという方向性からは、身体因の探索はしつつ、明らかな心因である「多忙さの除去」を行うのがまずできることだろう。「内科外来」という場では、脆弱性（知能／発達に異常がないこの患者ではパーソナリティの問題）にいきなり介入するのは、いささかメスが深すぎるように思う。なので、本当は詳らかにすべき患者の脆弱性には立ち入らず、まずは心因反応を止めることを優先する。実際のところは休職のみで症状はよくなってしまったわけだが、本人のみならず、動揺している会社にも、病態がどうやら　←　本人の同意のうえで。
らてんかんによるものではなく、ストレスの表現形の一つだと説明することは復職後の症状再燃の予防に役立つと思われる。

　結果的に、患者は症状を出現させ続け、職場を動揺させることで休職し、もとの部署に戻ることができたわけで、これはたまたまではない。まず「心因反応を止める」ことは重要だが、医師が患者に動かされて、「心因」を除去し、

「周囲の構造の動揺」を止めたことで、患者の願望を充足させてしまったことには違いない。神経症的解決という言葉を使ったりもするが、同じような場面でこの症状を出現させないためには、厳密には脆弱性、つまりこの患者ではパーソナリティの問題にまで立ち入って、洞察の獲得を目指す必要があると思うが、身体医学の構造をもった治療の場では、そこまでは難しいだろう。そして、このようなケースの場合、職場が変わってしまうともう症状が出現しないということもしばしばある。新しい職場で元気に働き始めた患者に「洞察を獲得したほうがいいから精神科に行け」と言ってもまず行かないだろう。

症例2（親の動揺）

18歳女性。中学受験に行く電車の中で意識を失ったことがある。1カ月前、ハンドボール部の練習中に失神し救急搬送された。救急外来での心電図を含む検査は異常なかったが、運動中の失神であったため一度精査を受けるように指示され循環器科を受診、ホルター心電図や心エコーなど一通りの検査は行われたが異常なく終診となった。心配した両親と学校の指示で部活動は見学となったが、今度は朝学校に行く前や授業中など安静時にランダムに失神するようになったので、両親に連れられて内科外来を受診した。本人は状況を尋ねても親のほうを見るばかりでほとんど言葉を喋らず、父親がものすごい圧

JCOPY 498-22926

でこれまでの状況について長時間喋った。別々に話を聞いても、本人は「いや、特に」「学校はまあ普通」などと思春期的なつっけんどんさで話すのみであった。「どうやら明らかな身体疾患は今の時点で見つからなさそうなのですが、何度かお話をしていくうちに手がかりが掴めるかもしれないから定期的に受診してみるのはどうか」と話すと、両親は「ぜひお願いします」と大きく頷いたが、本人は「いや、別に大丈夫です」とはっきりと言った。母が「もう少し通ってみましょうよ」と本人に伝えたところ、本人は「いいから！」と大きな声を出して退出した。

　心疾患を含む身体疾患による失神か、それとも心理的な葛藤の表出としての失神か、というケースである。運動時のみの失神であればやはり心疾患を考えるところだが、検査で異常がないとわかって以降、学校にまつわるランダムなタイミングで失神するようになり、心因反応である可能性のほうが高いのではないかと思われた。方程式を立てれば、「脆弱性（思春期＋たぶん家族の問題＋？）＋身体因（？）＋心因（学校になにかありそう？）」となるだろう。本人をとりまく構造を見ると、両親の動揺が大きいのはすぐにわかる。ここで、両親の動揺を抑えるために「ここで定期的・包括的に彼女の問題を扱っていく」というメッセージを伝え、それはうまくいきそうだったわけだが、別々

に分けて話を聞いたときのこちらの態度や、再診の提案の仕方などから本人は敏感に「心に立ち入られる」という感覚を察知し、結果的に終診となってしまった。継続した受診に繋がらなかったのは、両親の前で初対面の医者に心のなかを暴かれるような感覚に本人を陥れてしまったからだろう。「両親と本人と話を分けて聞く」というやり方は、一見本人のプライバシーに配慮してそうで気が利いているように見えるが、無邪気に提案することの副作用もあり、ここでは「あなたが調子が悪くなった心因を親と結託して暴きますよ」という意味として伝わったのだろう。少なくとも本人にとってはメスが深すぎた。

　思春期の身体症状は扱うのが容易ではない。「病気があるはずだ」と確信しているのは両親なので、第5章的な配慮が両親に対して必要なのはそうなのだが、同時に本人にどう関わるかを考えなければならない。たいてい神経衰弱の大人の500倍敏感なので、「非身体疾患だが身体疾患のような病態です」などといった治療導入に繋げるための一時的な方便は「この人は心に立ち入ってこようとしている」とすぐにバレてしまう。摂食障害やリスカ/OD などがその後始まり、精神科/児童精神科/心療内科を受診せざるをえないような抜き差しならない

当時はこの辺にかなり無自覚だったのだが、今は「親のみ」だけの面接はなるべく避けている。「本人のみ」か「本人＋親」で診察をすることが多いが、まあでもこの辺も本人と相談しながら決めるのがよい。

と思っていたら実は本人も確信していて治療導入に失敗し、ドロップアウトさせてしまうこともあったりした。やはり一つの考えについ居着いてしまうのを避けるのはとても難しい。

当たり前だがこれは統計学的な数字ではなく「大人よりずっと敏感」という意味の形容句である。

JCOPY 498-22926

状況になった場合は、カウンセリングをしたり家族の問題を扱ったりするなど「心に立ち入る」介入をせざるを得ないだろうが、この超初期段階で内科外来にやってくる思春期の患者をどう支えるのかについては、常に試行錯誤である。一つの苦し紛れの方策として「学校帰りに定期的に体調を報告してもらう」という提案をすることがあり、治療的に作用することがしばしばある。この場合、「僕と思春期の子の間に治療関係を作っていく」という感じにはなりづらく、親よりは他人で感覚も近く、学校よりは過剰に道徳的でもない、本人を支える人間（構造）の一人という感じで接しているだけなので、よくなるときは「勝手によくなったな」という印象をもつことが多い。どちらかと言えば、本人が八方塞がりかのように感じ、悪循環に入っていく道を歩みそうになったときに、首根っこを掴んでこちらに引き戻してあげるライ麦畑のキャッチャー的な役割が大きいのかなという感じはしている。母親のほうばかり見て某尻エリカばりに「別に」しか言わず、体調不良で休みまくり留年するか退学するかみたいな状況だった子たちが、予約に来たり来なかったりしながらもなんとなく学校帰りに内科で謎のフレンドリーなおじさんに体調報告をしに来ているうちに、知らず知らずにバイト先の上司の不満を話したり、恋人の話をしたり、趣味の話を

ところが特別なお兄さんみたいになってしまうこともあり、ほとんど大人の精神療法をしているような感覚に陥るJKの一群というのがいて、もちろんとても難しい。

とはいえまだ僕は31歳だし、オムロンの体重計で計った体年齢は22歳なので、お兄さんくらいだと思ってもらえていると嬉しいのだが。

したりと勝手に立ち入った話をするようになり、いつの間にか大学に合格して外来から卒業していく様は感動的であり、なにかいいことをしたかのような錯覚に陥るのだが、ふと彼ら／彼女らを笑顔で送り出した後に思い出すのは、具合が悪いままいなくなってしまった彼や彼女の姿である。SCも彼ら／彼女らの一部にはメスが深すぎることがあるのか、超初期の段階では学校側の目に止まっていないことも少なくない。家族と学校というクローズドサークルにいる彼ら／彼女らに「立ち入らず」に支えになれるのは多分 Twitter やオンラインゲームの匿名の仲間であり YouTuber であるような気がしているが、身体症状で内科を受診するタイミングというのは、抜き差しならないことになってから精神科を受診する何段階かは前であり、そうでなければ受診閾値に達することのない彼ら／彼女らの症状の進行を止めるラストチャンスである可能性も高い。なんとかならないものかと常々思っているが、未熟さと勉強不足から明確な回答が見つからないままである。この、思春期を内科外来で診ることについては、近い将来別の書籍で意見を述べたいと思っている。

スクールカウンセラー。学校ごとにシステムがいろいろあって、気になる子を学校側がピックアップしてそっとSCが様子を見に行き面談に繋げるような構造から、完全に心理の部屋にやってくる子だけを見る構造もある。医療の場合、「受診」というある閾値を越えないと絶対に目の前に患者は現れないわけだが、SCは「精神科受診」の閾値に達する前に接し始めることができる。でもそういう意味で「内科受診」は心と関係のない場であることが前提とされているため、SCよりもっと手前で関わることができる可能性が高いと思っている。

というのも内科に来た時点ではほとんどが「初発」の身体症状を呈しており、精神科にもSCにも行ったことがない人ばかりだからである。
ちょっと違う話になるが、一定の割合でこの初発の身体症状を呈してやってくる思春期患者のなかには初期の統合失調症が混じっている。最初は明らかな妄想をもっているわけではないので判断が難しく、理由を明瞭には述べられないのだが、淡い統合失調症の色彩を感じるのである。

TikTok ではないと思う。2020年現在はそうだが、2050年はどうだろうか？

患者が次の受診に繋がらなかったときは、「ドロップアウトカンファ」をいつも脳内でするようにしている。M&Mカンファレンスに近いのだと思うが、これを繰り返すしかないのだと思う。

JCOPY 498-22926

症例3（医師の動揺）

22歳女性。短大を卒業し、事務職員をしている。職場の上司と恋愛関係にあったが、ふとしたことから上司が結婚していることを知り、その後数日してから微熱、倦怠感、ついで上気道症状が出現し、職場を3日間休んだ。しかし体調が改善した後から、左肩を不規則に内旋するような不随意運動が出現し、精神的にも不安定でわけもなく涙が出ることが続き、脳神経内科を専門とするクリニックを受診したが、「心因性」とされて終診となった。しかし、症状が持続するため内科外来を受診した。頭部MRIは異常なかったものの、脳波検査でびまん性にアルファ波が出現しており、髄液検査では細胞数の上昇はなかったものの、蛋白が60 mg/dLとやや上昇しており、感染後から出現していることから脳炎・脳症の可能性も考慮して、尾久が勤めている精神科病院に入院してもらった。抗NMDA受容体抗体を提出したが、免疫抑制治療は決定的な証拠が出るまではひとまず行わずに、面談室で話を聞いていくこととした。食欲がないこと、夜があまり眠れないこと、わけもなく涙が出ること、そして勝手に肩が動いてしまうことなどが語られ、話しているうちにいつの間にか、かつて父親に性的な虐待を受けていたことや、幼少期に父が母と自分を捨てて蒸発してしまったこと、高校時代に教師と恋愛関係になり、捨てられたあとリストカットをしていたことなどが語られた。いきなり深いところまでメスを強引に入れさせられてし

まった感を受けつつも、病棟でできる範囲の精神療法をしていた。結果的に抗NMDA受容体抗体は陰性であったが、同時に提出していた抗TPO抗体が1900 IU/mLと高力価陽性であった。甲状腺機能は正常であった。神経心理検査を行うと、Trail Making TestやStroop Testがやや平均より低く、注意障害がある可能性が示唆された。はっきりとした脆弱性や心因はあるものの、心理的加重がある可能性を考慮し、本人にも脳症の可能性を伝えていったん精神療法を中断し、ステロイドパルス療法を行った。しかし、むしろ症状は増悪し、廊下で転がってけいれんしたり、両足が動かなくなったりした。ステロイドパルス療法は1クールで終了し、過去の話も適度に扱いつつ、これからどうするか、といった話を中心に面談を行い、職場を退職して転職活動をすることを決め、不随意運動は残っていたが退院とした。外来では転職活動について話がされ、就職が決まってからは新しい職場での話になり、いつしか不随意運動は消失していた。

　第3章で扱った症例と若干似た脳炎?? 疑いの患者である。方程式を立てれば「脆弱性（パーソナリティ?）+身体因（脳症??）+心因（彼氏が結婚していた）=不随意運動」となり、脳症がなくても十分反応としては説明可能な範囲だった。しかし、決定的な証拠はないものの、脳波が微妙におかしいような気がしたり、髄液蛋白が上がっていたり、軽微な注意障害があったりと、脳に異常をきたして

JCOPY 498-22926

いる可能性もあるように思われた。ここで、動揺しているのは明らかに僕である。精神療法医のように関わったかと思えば脳神経内科医のように関わったりと、挙動不審もいいところだが、ステロイドパルスで症状が増悪したことを見て、自分の動揺が症状を増悪させていることに気がついた。僕個人としては、精神療法についてはスーパービジョンを受けながら修行中の身であり、この人の葛藤を解決できるような介入はできておらず、今後新しい職場でまた年上の男性と付き合って裏切られてみたいなパターンを繰り返す可能性は大いにあるが、不随意運動については僕自身の動揺を抑えたことで（たぶん）症状は消失した。実際のところ、この症例にステロイドパルスをやるべきだったかはかなり微妙だろう。

> 甲状腺関連抗体が陽性のヒステリーはすべて橋本脳症だみたいな汎橋本脳症論者ならやるだろうし、慎重派ならもう少し様子をみるだろう。

　メスの深さについては、これまでの症例とは違い、彼女自身が僕の手を握ってぐさっと自らの深いところにメスを突き刺したようなところがあり、精神科に入院させようと僕が思ったのも、そもそも彼女がそう思わせたのかもしれない。彼女をもしその病院の内科病棟に脳炎・脳症疑いとして入院させ、精神科医である自分が手を離していたらどうだったろうかと今考えると、ステロイドパルスをするにせよしないにせよ、彼女の不随意運動はすんなりよくなっていたのではないかという気もしないでもない。自分の病院に連れていくという「特別扱い」をし始めた時点ですで

に彼女との力動のなかにいたのだなと今になって思うが、内科外来や精神科外来という比較的浅いセッティングから、患者と医師の相互作用で一気に深いところにメスを「入れさせられる」という経験は、特に精神科医はよく経験するところであろう。この流れは、精神科医に限らず、内科医の先生も、特にこういった狭間の患者を一生懸命見ていれば見ているほど経験しうることであり、いつかは自分の身にも起こることとして読んでもらえれば嬉しい。

JCOPY 498-22926

まとめ

　さて、最後に「器質か心因か」を巡る診療場面で意識すべきポイントを簡単にまとめてみる。

1. 心因反応だとわかりかけたら、まず「これは心因反応である」と認識する。

2. 方程式を立て、脆弱性＋身体因＋心因の合計と、起きている心因反応の大きさにギャップがないかということを確認する。言語的接近が困難な場合は、除反応を試みる。

3. ギャップがあれば、まずは心理的加重を起こしている可能性を考え、身体因を探索する。

4. 身体因の探索の際は、一方で患者にどれくらいの深さまでメスを入れているのかを常に把握し続け、見合った内容の説明をするよう心がける。

5. 心因反応が持続したり、増悪したりする場合は、周

囲の構造のなかで動揺しているのは誰かを特定して安定化を図り、ひとまず心因反応を止めることに注力する。

6. 5が一度きりの不適応で終わらず「神経症的解決」であったということが前景に立つ場合、つまり脆弱性の問題だけが残り、同じような状況下で再び心因反応が出現し続ける場合は、洞察の獲得を求めて精神科に紹介を考慮する。

JCOPY 498-22926

主要参考文献

Wilhelm Mayer-Gross, et al. Clinical Psychiatry. Williams and Wilkins; 1955.

Whitlock FA. The aetiology of hysteria. Acta Psychiatr Scand. 1967; 43(2): 144-62.

Carter AB. The functional overlay. Lancet. 1967; 2(7527): 1196-200.

村上仁, 編. 満田久敏, 編. 精神医学. 第2版. 医学書院; 1967.

前田重治. 心身症における不安の精神病理. 教育・社会心理学研究. 1968-1969; 8(2): 225-33.

三浦岱栄, 編. 塩崎正勝, 編. 現代精神医学. 第2版. 文光堂; 1971.

Pierre Janet, 著. 高橋徹, 訳. 神経症. 医学書院; 1974.

原田憲一. 器質性精神病. 医学図書出版; 1976.

Wieck HH. Lehrbuch der Psychiatrie. Schattauer; 1977.

懸田克躬, 他編. 西園昌久, 著. 現代精神医学大系 第6巻 A 神経症と心因反応 I, II. 中山書店; 1978.

Bromberg W. Functional overlay: an illegitimate diagnosis? West J Med. 1979; 130(6): 561-5.

Michael Balint, 著. 池見酉次郎, 訳. プライマリ・ケアにおける心身医学—バリント・グループの実際. 診断と治療社; 1981.

山縣博. 神経症の臨床. 金剛出版; 1984.

山下格. 不安と身体疾患—症状精神病における心因の役割—. 精神科MOOK No.11. 金原出版; 1985.

Emil Kraepelin, 著. 遠藤みどり, 訳. 心因性疾患とヒステリー(精神医学3). みすず書房; 1987.

Eugen Bleuler, 著. 切替辰哉, 訳. 内因性精神障害と心因性精神障害(精神医学書). 中央洋書出版部; 1990.

山本喜三郎. 内科医の精神療法的アプローチ. In: 岩崎徹也, 他編. 治療構造論. 岩崎学術出版社; 1990.

丸田俊彦. コンサルテーション精神医学と治療構造. In: 岩崎徹也, 他編. 治療構造論. 岩崎学術出版社; 1990.

人見一彦. 身体疾患の精神病理―症状精神病・てんかん・中毒精神病の心理学的側面. 金原出版; 1997.

松下正明, 編. 身体表現性障害・心身症(臨床精神医学講座). 中山書店; 1999.

Michael Balint, Enid Balint, 著. 小此木啓吾, 監修. 山本喜三郎, 訳. 医療における精神療法の技法―精神分析をどう生かすか. 誠信書房; 2000.

森田正馬. 神経衰弱と強迫観念の根治法―森田療法を理解する必読の原典. 白揚社; 2008.

狩野力八郎. 方法としての治療構造論―精神分析的心理療法の実践. 金剛出版; 2009.

栗原和彦. 心理臨床家の個人開業. 遠見書房; 2011.

Stone J, Edwards M. Trick or treat? Showing patients with functional(psychogenic) motor symptoms their physical signs. Neurology. 2012; 79(3): 282-4.

神田橋條治, 著. 黒木俊秀, 他編. 神田橋條治 医学部講義. 創元社; 2013.

國松淳和. 内科で診る不定愁訴. 中山書店; 2014.

Nielsen G, et al. Physiotherapy for functional motor disorders: a consensus recommendation. J Neurol Neurosurg Psychiatry. 2015; 86: 1113-9.

山下 格. 誤診のおこるとき―精神科診断の宿命と使命. みすず書房; 2015.

上田剛士. 非器質性・心因性疾患を身体診察で診断するためのエビデンス. シーニュ; 2015.

齊藤万比古. 増補 不登校の児童・思春期精神医学. 金剛出版; 2016.

福武敏夫. 神経症状の診かた・考えかた―General Neurology のすすめ. 第2版. 医学書院; 2017.

兼本浩祐. 精神科医はそのときどう考えるか―ケースからひもとく診療のプロセス. 医学書院; 2018.

栗原和彦. 臨床家のための実践的治療構造論. 遠見書房; 2019.

池田暁史, 他編. 力動精神医学のすすめ(狩野力八郎著作集2). 金剛出版; 2019.

内村祐之. 精神医学の基本問題【復刻版】(創造古典選書). 創造出版; 2020.

尾久守侑. 精神症状から身体疾患を見抜く. 金芳堂; 2020.

あとがき

　書かなければ感じえなかったであろう正体不明の罪悪感がずっとあるのは、おそらくだが「器質か心因か」といった、古典的で難解なテーマを扱う書籍の著者としての身の丈の合わなさをひしひしと感じているからであり、だったらこんなもの書かなければよかったかと自問してみると、それだけは絶対に違うと言い切れる。

　精神医学を専門としながら、身体医学の世界で患者を診続けるという、ある意味で「居心地の悪い」体験に留まり続けることで、少なくとも僕には錯覚・幻覚としてかもしれないが、確かに見えたある視点の輪郭を目の奥に焼き付け、その記憶のなかにある薄ぼんやりとしたものを一つ一つ言葉にしていく作業の蓄積が、日々の臨床の場で逆に生きた感覚として作用していたという事実だけは、どれだけ僕が若く未熟な医師であっても確かなことだと思うからだ。それを実地の臨床医、特に内科の先生方に追体験してほしいというややお節介な欲求が、本書の執筆となった初期衝動である。

　「内科医のための」といった、すぐ近くのあの人に向けて書いたという動機とともに、僕が空想し続けたのは、馬鹿みたいな話だが、誰か親切な先生によって本書が購入され、面白いと思うかつまらないと思うかはさておき、本棚の奥にしまわれたまま30年くらい時が経ったあと、医者になった彼の子どもやなんかが漁った親の本棚から薄茶けた本書が出てくる光景であった。そのとき2050年を生きる彼の子どもが読んでもこの本は生きた存在でいられるだろう

かということが、どういうわけか頭から離れなかった。そしてそれは、本書の参考文献に 30 〜 50 年前のものが多いことと決して無関係ではないだろう。当たり前だがほとんど今は絶版になっているこの書籍たちを見つけたのは、精神科医である父の本棚の奥からであり、勤務している下総精神医療センターが、まだ下総療養所という名前だったころから存在している図書室の埃まみれの棚からだった。もはや現在、耳学問でもクルズスでも、ましてや最新の論文を読んだところで決して教わることのない過去の臨床家たちの蓄積を、そのまま援用するのではなく、自らの感覚として取り込み、再度今の感覚で、自分の臨床感覚で言葉にし直して表現することで知を繋ぎたいというのが、本書を書きながら自然発生した欲求である。そういう意味で、僕が感じ続けている正体不明の罪悪感は、過去の蓄積の集合体のお化けである本書を読んで、なにか新しい概念を僕が創造したかのような展開になってしまいかねないことに由来している気がするのだ。このことはこのことで一つの事実として、畏れをもって受け止めたうえで、日々腕を磨いていくしかないのだと思う。

　僕は剣道をやっているのだが、いつか読んだ剣道の雑誌に「剣道は基本が 50 年」と書いてあった。たぶん臨床も似たようなものなのだと思う。ただ、その「基本が 50 年」という長くのびた道は、その言葉を発した人間にしか見えないのであって、周りから見れば大袈裟なことを言っていると馬鹿にされるような代物なのかもしれない。それでも僕は「背負っている」という、体感幻覚にも似たこの身体感覚を信じてみたいと思っている。

謝辞

　最後になったが、主に 3 人の方に感謝を述べたい。まず本書の原稿に丁寧に目を通して意見をくださった白波瀬丈一郎先生に御礼を申し上げたい。2019 年夏に白波瀬先生を大会長として行われた日本思春期青年期精神医学会で、先生にご指導いただき「内科外来で診る思春期の身体症状」という口演発表を行ったことが、本書を執筆する大きな動機の一つになった。2 人目に、いつもながらではあるが國松淳和先生にも御礼を申し上げたい。週に 1 回南多摩病院の内科でこのような「狭間の患者」を診て、診療が終わった夜遅くに外来で振り返りに付き合ってもらいながら「これは加重だ」とか「こういうパターンもあるのね」みたいなことをあれこれ話し合ったことが、この本に述べた臨床感覚の輪郭を明瞭にしたと間違いなく言える。さらに、中外医学社企画部の桂　彰吾さんに感謝申し上げたい。いくら國松先生の紹介とはいえ、こんな内容の書籍を扱ってもらえるのかやや不安もあったが、出版させていただいて感謝しかない。面白がっていることがよく伝わる感想と大胆で鋭い意見のコントラストが鮮やかなメールに支えられていた。最後に、普段関わっている同僚の皆様、患者さん、そして本書を手にとってくださったすべての方に感謝したい。

著者略歴

尾久守侑（おぎゅう　かみゆ）
慶應義塾大学医学部精神・神経科学教室

2014 年 横浜市立大学医学部卒業。国立国際医療研究センター病院で初期研修。
2016 年 慶應義塾大学医学部精神・神経科に入局。
慶應義塾大学病院、下総精神医療センター、静岡てんかん・神経医療センター、
南多摩病院内科などに勤務。
2018 年 慶應義塾大学医学部博士課程に入学し、現在に至る。

精神保健指定医
精神科専門医

詩人としても活動している。

著書
『精神症状から身体疾患を見抜く』（金芳堂，2020）

詩集
『国境と JK』（思潮社，2016）第 22 回中原中也賞最終候補
『ASAP さみしくないよ』（思潮社，2018）第 69 回 H 氏賞最終候補
『悪意 Q47』（思潮社，2020）第 9 回エルスール財団新人賞受賞

きしつ　しんいん
器質か心因か　　　　　　　　　　　　　　　　　©

発　行　2021 年 1 月 20 日　1 版 1 刷
　　　　2021 年 3 月 5 日　1 版 2 刷

著　者　尾久守侑
　　　　お　ぎゅうかみ　ゆ

発行者　株式会社　中外医学社
　　　　代表取締役　青木　　滋
　　　　〒 162-0805　東京都新宿区矢来町 62
　　　　電　　話　(03) 3268-2701 (代)
　　　　振替口座　00190-1-98814 番

印刷・製本 / 三和印刷 (株)　　　＜ SK・HU ＞
ISBN978-4-498-22926-6　　　Printed in Japan